Exercices de musculation simples pour les personnes de plus de 60 ans

Exercices faciles et efficaces de 5 minutes pour développer des muscles forts, prévenir les chutes, se mettre en forme et maintenir un équilibre stable

TESSY WILLIAMS

TABLE DES MATIÈRES

- haltères
- bandes de résistance
- balles de stabilité

Créez un espace sûr pour faire de l'exercice.

INTRODUCTION À L'ENTRAÎNEMENT DE FORCE

Bienvenue dans le monde de l'entraînement en force pour les seniors, où soulever des poids ne consiste pas seulement à développer ses muscles ; Il s'agit de rappeler à la gravité qui est le patron ! Nous ne courons pas après la fontaine de jouvence ; Nous développons notre propre force anti-âge, un haltère à la fois.

« Entrez dans le monde dynamique de la musculation pour seniors, où chaque exercice est un signe de vitalité et chaque entraînement est une célébration de la résilience. « Imaginez-vous vous déplacer avec grâce dans la salle de musculation, non seulement en soulevant des poids, mais en dansant avec les haltères dans une symphonie de force et de puissance.

Dans ce monde, nous ne défions pas l'âge ; Nous l'adoptons avec un esprit toujours plus jeune. Nos entraînements ne sont pas des batailles contre la montre ; Ce sont des affirmations joyeuses de l'incroyable voyage que notre corps entreprend. À chaque répétition, nous construisons plus que du muscle ; Nous nous engageons dans une vie pleine de force, de rires et de possibilités infinies.

Alors laissez les poids être nos instruments de force et nos rires la mélodie qui joue dans la salle de sport. Lorsque nous soulevons des objets, nous ne façonnons pas seulement notre corps ; Nous créons un récit de persévérance et de joie. Bienvenue dans une communauté où « Sans douleur, on rit et on s'élève » n'est pas qu'une simple devise ; C'est une philosophie qui nous guide à travers chaque séance de rajeunissement et l'incroyable pouvoir d'une vie vraiment bien vécue !

POURQUOI L'ENTRAÎNEMENT DE FORCE

En matière de santé et de bien-être, l'importance de l'entraînement en force pour les seniors dépasse les limites traditionnelles du fitness. Il s'avère être une pierre angulaire dans la recherche d'un plus grand bien-être et offre une multitude de bienfaits qui dépassent largement le cadre de la salle de sport.

L'entraînement en force à mesure que nous
vieillissons devient une puissante démonstration
de la capacité inhérente du corps humain à
croître, à s'adapter et à résister. Il s'agit d'une
décision consciente d'investir dans sa vitalité
physique, d'un engagement à créer une base
solide qui soutient une vie pleine de vitalité et
de sens.

À mesure que nous progressons sur le chemin
du vieillissement, l'entraînement en force
s'avère être un excellent allié, abordant des
aspects critiques tels que l'intégrité musculaire,
la densité osseuse et la santé des articulations.
Des mouvements de résistance soigneusement
orchestrés renforcent non seulement la structure
physique, mais contribuent également à
maintenir l'indépendance fonctionnelle.

De plus, les bienfaits psychologiques de
l'entraînement en force pour les seniors sont
tout aussi profonds. Une activité physique
ciblée crée un sentiment d'accomplissement et
favorise la résilience et la force mentale. Il
s'agit d'un voyage dans les domaines de la
découverte de soi, démontrant que le voyage
vers le bien-être physique est un récit continu,

rempli d'opportunités de croissance et de transformation.

Dans chaque itération, il y a un récit de triomphe, une affirmation de réussite et un témoignage de l'esprit durable qui définit les années d'or. Les poids deviennent non seulement des instruments de résistance, mais aussi des catalyseurs pour libérer un potentiel inexploité. Chaque séance devient une toile sur laquelle est peint l'art d'une vie saine et épanouie.

L'entraînement en force est un moyen de contrecarrer la diminution naturelle de la masse musculaire et de la densité osseuse qui se produit avec l'âge. À mesure que les individus progressent dans leur programme d'exercices, le résultat attendu est une meilleure capacité à gérer les exigences physiques de la vie quotidienne.

Embarquez pour ce voyage en sachant que l'entraînement en force ne consiste pas seulement à soulever des poids ; Il s'agit de renforcer le corps et d'assurer sa résistance aux défis physiques. En explorant les aspects

sérieux et essentiels de cette méthode
d'entraînement, nous espérons avoir un impact
profond sur le récit physique de votre vie, en
favorisant la force, la fonctionnalité et le
bien-être.

QU'ARRIVE-T-IL AUX MUSCLES PENDANT LE PROCESSUS DE VIEILLISSEMENT ?

Au fur et à mesure que l'horloge chronologique progresse, le développement physiologique se produit dans le corps humain, notamment en ce qui concerne les muscles squelettiques. Ce processus, connu sous le nom de sarcopénie, résume le déclin de la masse, de la force et de la fonction musculaire lié à l'âge.

Une compréhension globale des changements dans les tissus musculaires au cours du vieillissement est essentielle pour développer des stratégies spécifiques visant à atténuer les conséquences et à promouvoir une santé musculo-squelettique optimale.

Perte de masse musculaire (atrophie musculaire)

Une caractéristique importante du vieillissement est la diminution progressive de la masse musculaire, principalement due à une diminution du nombre et de la taille des fibres musculaires. Ce phénomène, souvent appelé atrophie musculaire, est le résultat d'interactions complexes entre facteurs

génétiques, hormonaux et environnementaux.
La diminution de la masse musculaire contribue
de manière significative à une diminution de la
force et à une diminution de la capacité à
effectuer les activités quotidiennes.

Modifications de la composition des fibres musculaires.

Le processus de vieillissement se manifeste par
des modifications dans la composition des
fibres musculaires. En particulier, on observe
une évolution vers une plus grande proportion
de fibres glycolytiques à contraction rapide au
détriment des fibres oxydatives à contraction
lente. Cette transition peut affecter la
contractilité et l'endurance musculaires,
influençant ainsi davantage les capacités
fonctionnelles.

Diminution de la force et de la puissance musculaire.

La capacité réduite à générer de la force dans
les muscles vieillissants est un phénomène
complexe. Des facteurs tels que des
modifications de la jonction neuromusculaire,
une réduction de la taille des fibres musculaires
et une altération de la fonction des protéines

contractiles contribuent collectivement à une réduction de la force et de la puissance musculaires. Cette diminution affecte non seulement la mobilité, mais augmente également la susceptibilité aux blessures et affecte la qualité de vie globale.

Modifications de la qualité musculaire.
Au-delà des aspects quantitatifs, la qualité du tissu musculaire évolue avec l'âge. On observe une infiltration graisseuse intramusculaire, un phénomène appelé myostéotose, qui affecte la fonction musculaire et la santé métabolique. La diminution de la qualité musculaire souligne l'importance de favoriser non seulement la masse musculaire, mais également la composition et l'intégrité de la structure musculaire.

Implications pour l'indépendance fonctionnelle

Les modifications du tissu musculaire au cours du processus de vieillissement ont des effets profonds sur l'indépendance fonctionnelle et le bien-être général. La sarcopénie contribue à un risque accru de chutes, à une mobilité réduite et à une capacité réduite à effectuer des tâches de routine, affectant finalement l'autonomie des personnes âgées.

Les interventions axées sur l'entraînement en force, l'optimisation nutritionnelle et les soins de santé complets sont essentielles pour aborder la complexité du paradigme du vieillissement musculaire.
Une compréhension nuancée de ces changements physiologiques constitue la base du développement d'interventions ciblées visant à maintenir la santé musculaire et à améliorer la qualité de vie globale des personnes âgées.

CHAPITRE PREMIER

LES BÉNÉFICES DE L'ENTRAÎNEMENT DE MUSCULATION POUR LES SENIORS

L'introduction de l'entraînement en force s'avère être une pierre angulaire, apportant un certain nombre d'avantages transformateurs qui vont au-delà des dimensions superficielles du développement musculaire. Un examen nuancé de ces avantages met non seulement en évidence les améliorations physiologiques, mais met également en évidence le rôle essentiel de l'entraînement en force dans la promotion du bien-être holistique de la population âgée.

Maintenir et augmenter la masse musculaire. L'un des principaux bénéfices de l'entraînement en force chez les personnes âgées est le maintien et éventuellement l'augmentation de la masse musculaire. La réalisation d'exercices de résistance spécifiques combat la perte naturelle de tissu musculaire qui se produit avec l'âge et crée un environnement propice à l'amélioration de la fonctionnalité et de la mobilité.

Amélioration de la force et de la puissance musculaires.

L'entraînement en force facilite le développement de la force et de la puissance musculaires, éléments essentiels au maintien des activités quotidiennes et à la réduction des risques de fragilité. Le renforcement de ces caractéristiques contribue non seulement à une meilleure capacité à effectuer des tâches de routine, mais protège également contre d'éventuelles blessures résultant d'une diminution de la résistance physique.

Amélioration de la santé métabolique

L'entraînement en force a non seulement un impact sur les muscles, mais a également une influence positive sur la santé métabolique. L'optimisation de la composition corporelle en augmentant la masse musculaire aide à réguler le métabolisme du glucose et à favoriser la sensibilité à l'insuline. Ces adaptations métaboliques ont de profondes implications pour le traitement et la prévention de maladies telles que le diabète de type 2.

Soulagement de l'ostéoporose et santé des os.

La nature exigeante de nombreux exercices de musculation confère des avantages significatifs à la santé du squelette, notamment en ce qui concerne le soulagement de l'ostéoporose. En appliquant une contrainte contrôlée sur les os, l'entraînement en force contribue à augmenter la densité osseuse, à réduire la susceptibilité aux fractures et à renforcer l'intégrité structurelle du système squelettique.

Stabilité articulaire et indépendance fonctionnelle.

L'entraînement en force joue un rôle essentiel dans l'amélioration de la stabilité des articulations et de l'indépendance fonctionnelle. Lorsque les personnes âgées effectuent des exercices de résistance, les muscles de soutien autour des articulations deviennent plus forts, améliorant ainsi l'équilibre et réduisant le risque de chute. Cette stabilité accrue favorise la confiance en soi face aux défis physiques de la vie quotidienne.

Bien-être cognitif

Les bienfaits cognitifs de l'entraînement en force s'étendent au-delà du domaine physique et ont un impact sur les performances mentales et

le bien-être cognitif global. La recherche
indique une relation positive entre
l'entraînement en force et la fonction cognitive,
ce qui suggère que la recherche de la force
physique favorise simultanément la résilience
cognitive chez la population vieillissante.

Résilience psychologique et qualité de vie.
Les dimensions psychologiques de
l'entraînement en force ne doivent pas être
sous-estimées. Les personnes âgées qui
pratiquent régulièrement des exercices de
résistance signalent souvent une amélioration de
leur humeur, une réduction des symptômes
d'anxiété et de dépression et une meilleure
qualité de vie globale. Les expériences réussies
dérivées du progrès physique contribuent de
manière significative à la résilience
psychologique.

Fondamentalement, l'entraînement en force
pour les seniors dépasse les limites des
programmes de fitness conventionnels.
Il constitue un outil holistique pour promouvoir
la santé physique, métabolique, cognitive et
mentale.

L'entraînement en force est bien plus qu'une simple routine d'exercice. C'est la clé pour libérer la vitalité et prospérer pendant les années dorées de la vie.

COMMENT MAINTENIR LA FORCE DANS L'ÂGE

La gestion du processus de vieillissement nécessite une approche proactive pour maintenir et développer la condition physique, qui est un élément important de la santé globale.
L'interaction complexe des changements physiologiques nécessite des stratégies globales combinant des considérations liées à l'exercice, à la nutrition et au mode de vie.
Aborder les aspects subtils du maintien de la forme physique à mesure que nous vieillissons ouvre la voie à un vieillissement gracieux et résilient.

Privilégiez un entraînement de force régulier
La base du maintien de la force musculaire à mesure que nous vieillissons est un entraînement de force cohérent et ciblé. L'intégration d'exercices de résistance ciblant les groupes musculaires clés neutralise non seulement la perte naturelle de masse musculaire, mais favorise également une plus grande force et endurance.

Pour promouvoir une résilience physique durable, un programme bien structuré axé sur la surcharge progressive est essentiel.

Adoptez la résistance progressive
L'adaptabilité est essentielle. Étant donné que le corps évolue avec le temps, les niveaux de résistance pendant l'entraînement en force doivent être ajustés progressivement. Ce principe de résistance progressive garantit que les muscles sont continuellement sollicités, ce qui entraîne des réponses adaptatives et des gains de force soutenus.

Participez à des exercices de conditionnement physique fonctionnel.
L'intégration d'exercices de remise en forme fonctionnelle à votre routine d'exercice augmente l'importance de la force dans les activités quotidiennes. Se concentrer sur des mouvements qui imitent les tâches quotidiennes favorise la mobilité, la stabilité et la coordination des articulations et favorise la traduction transparente des gains de force en fonctionnalités pratiques.

Donner la priorité à la nutrition pour la santé musculaire

Une nutrition optimale constitue un pilier complémentaire pour maintenir la force. Un apport adéquat en protéines est particulièrement important car les protéines constituent la base du maintien et de la réparation musculaire. Associée à une alimentation équilibrée, riche en vitamines et minéraux, une bonne nutrition devient un catalyseur du maintien de la santé musculaire pendant le processus de vieillissement.

Promouvoir la santé et la flexibilité des articulations.

Le maintien de la force affecte non seulement vos muscles, mais également la santé et la flexibilité de vos articulations.

L'intégration d'exercices d'étirement et de flexibilité à votre routine quotidienne réduira le risque de raideur et améliorera la mobilité articulaire.

Cela soutient l'efficacité de l'entraînement en force et contribue à un corps globalement agile et fonctionnel.

Privilégiez le repos et la détente

Il est important de reconnaître l'importance du rétablissement. Un repos adéquat entre les séances de musculation permet au corps de se réparer et de s'adapter. L'intégration de techniques telles que le roulement de mousse, le massage et un sommeil adéquat contribueront à une récupération optimale et garantiront une augmentation soutenue de la force sans effort excessif.

Traitez les problèmes de santé chroniques.
La gestion des problèmes de santé chroniques est un élément essentiel de la quête du maintien de la force. Travailler avec des professionnels de la santé pour traiter des affections telles que l'arthrose, le diabète ou les problèmes cardiovasculaires garantit une approche holistique du maintien de la santé qui favorise à la fois le bien-être général et le maintien de la force.

Restez hydraté et gérez le stress
L'hydratation et la gestion du stress sont souvent négligées, mais ce sont des éléments influents. Une hydratation adéquate soutient la fonction musculaire et la santé globale, tandis que les techniques de gestion du stress, telles

que la méditation ou la pleine conscience,
contribuent à un environnement physiologique
équilibré qui favorise une force soutenue.

Rester en forme en vieillissant nécessite une
approche active et intégrée.
Commençons le chemin vers un vieillissement
autodéterminé avec un entraînement de force
bien structuré, en donnant la priorité aux aspects
nutritionnels, en promouvant la santé des
articulations et en prenant en compte les
facteurs intégraux du mode de vie.

**Nous expliquons ici comment améliorer votre
santé au cours de vos années d'or.**

Alors que la vie approche de son âge d'or, une
approche consciente et holistique de la santé
devient primordiale pour garantir un mode de
vie de qualité et satisfaisant. Il est essentiel
d'adopter une stratégie globale qui englobe le
bien-être physique, la santé mentale et
l'engagement social. Ce guide présente des
pratiques fondées sur des données probantes et
des considérations liées au mode de vie visant à
améliorer la santé et à promouvoir la résilience
pendant vos années d'or.

Privilégier l'activité physique

L'activité physique est la pierre angulaire de la
promotion de la santé pendant vos vieux jours.
L'exercice aérobique régulier, comme la marche
rapide ou la natation, améliore la santé
cardiovasculaire, tandis que l'entraînement en
force maintient la force musculaire et la densité
osseuse. La relation symbiotique entre l'activité
physique et le bien-être général met en évidence
son rôle dans le maintien de la vitalité.

Adoptez une alimentation équilibrée et riche en nutriments

L'alimentation joue un rôle fondamental dans la recherche de la santé pendant les années d'or. Donner la priorité à une alimentation riche en fruits, légumes, protéines maigres et grains entiers fournit des nutriments essentiels au fonctionnement optimal de l'organisme. Une hydratation adéquate complète cette approche et contribue à la santé digestive et au bien-être général.

Maintenir la santé cognitive

Le maintien de la santé cognitive est un effort proactif. Participez à des activités mentalement stimulantes telles que lire, résoudre des énigmes ou acquérir de nouvelles compétences. Une alimentation riche en antioxydants et en acides gras oméga-3 ainsi qu'une activité physique régulière sont associées au bien-être cognitif. Les interactions sociales et un système de soutien solide contribuent également à la résilience cognitive.

Promouvoir le bien-être émotionnel et mental.

Les soins de santé mentale sont un aspect essentiel du bien-être général. La pratique de techniques de gestion du stress comme la méditation ou la pleine conscience favorise l'équilibre émotionnel. Demander des conseils professionnels lorsque cela est nécessaire et maintenir une communication ouverte avec ses proches contribuent à créer un environnement favorable à la santé mentale.

Donner la priorité aux contrôles de santé réguliers

Des contrôles et des examens réguliers jouent un rôle essentiel dans la détection précoce et le traitement de problèmes de santé potentiels. L'établissement d'une relation proactive avec les professionnels de la santé facilite les soins individualisés et permet des interventions opportunes qui contribuent à la santé et à la vitalité à long terme.

Adoptez les réseaux sociaux

L'engagement social est un axe pour la santé dans les années d'or. Cultivez et favorisez des relations significatives car elles contribuent non seulement au bien-être émotionnel, mais également au sentiment d'utilité et de connexion. Participer à des activités communautaires ou rejoindre des clubs favorise une vie sociale dynamique.

Assurez-vous de dormir suffisamment
Bien dormir est essentiel à la santé et à la vitalité. L'établissement d'habitudes de sommeil cohérentes, la création d'un environnement propice au sommeil et le traitement des troubles du sommeil contribuent tous à améliorer la fonction cognitive, le bien-être émotionnel et la santé physique en général.

CHAPITRE DEUX

Le mouvement est la fontaine de jouvence.

Dans la quête de la longévité et d'une excellente santé, peu de panacées peuvent égaler le pouvoir transformateur de l'exercice régulier. Souvent qualifiés de « fontaine de jouvence », les effets d'une activité physique constante sur le corps et l'esprit sont comme un élixir magique qui ignore les contraintes de temps. C'est ainsi que l'exercice se présente comme un élixir intemporel de vitalité juvénile :

Rajeunissement cellulaire

L'exercice régulier est associé au maintien des télomères, les capuchons protecteurs situés aux extrémités des chromosomes. Des télomères plus longs sont associés à la longévité cellulaire et sont considérés comme un marqueur de la jeunesse biologique.

alchimie métabolique

L'exercice améliore la fonction mitochondriale, le moteur des cellules. Une meilleure santé

mitochondriale contribue à une production
d'énergie efficace et à une régulation
métabolique, favorisant ainsi un environnement
interne jeune et dynamique.

Résilience musculaire

La musculation, partie importante de
l'entraînement, permet de maintenir et de
développer la masse musculaire. Cela améliore
non seulement la force et la fonctionnalité, mais
neutralise également la perte musculaire
naturelle qui se produit avec l'âge.

Assouplissement des articulations et élixir osseux.

Les exercices visant à favoriser la flexibilité des
articulations et les activités de mise en charge
aident à maintenir la densité osseuse. Cela
réduit le risque d'ostéoporose et favorise la
santé musculo-squelettique globale.

Jeunesse cérébrale

L'exercice est un agent neuroprotecteur qui
favorise la flexibilité cognitive et la résistance
au déclin cognitif lié à l'âge. Favorise la
neuroplasticité, la capacité du cerveau à

s'adapter et à se réorganiser, entraînant une
acuité mentale soutenue.

équilibre hormonal

L'exercice influence la libération d'hormones
associées à la jeunesse, notamment l'hormone
de croissance et les endorphines. Ces hormones
contribuent non seulement à la vitalité
physique, mais améliorent également l'humeur
et le bien-être.

Soulagement du stress

Une activité physique régulière réduit
naturellement le stress. Le stress, qui contribue
à un vieillissement accéléré, est soulagé par la
libération d'endorphines lors de l'exercice,
favorisant le bien-être émotionnel.

Des niveaux d'énergie plus élevés

L'exercice régulier reconstitue les réserves
d'énergie plutôt que de les épuiser.
L'énergie soutenue et l'amélioration du
sommeil qui accompagnent l'exercice créent
des réserves d'énergie qui défient l'âge
chronologique.

Le mouvement s'avère être le véritable élixir de vitalité éternelle. Son impact dépasse le domaine physique et influence l'essence de ce que signifie vieillir. En exploitant la magie d'une activité physique constante, les gens peuvent ouvrir les portes d'un avenir dans lequel la jeunesse ne se mesure pas selon le calendrier mais constitue un voyage continu de vitalité et de bien-être.

POURQUOI LES EXERCICES SONT IMPORTANTS

L'exercice physique est la pierre angulaire d'une santé globale et est étayé par un grand nombre de preuves scientifiques démontrant ses divers avantages. Des améliorations cardiovasculaires au bien-être mental, les effets de l'exercice régulier sur le corps humain sont profonds.

santé cardiovasculaire

L'exercice régulier joue un rôle fondamental dans la santé cardiovasculaire. Les activités aérobiques telles que la marche rapide, la course ou le vélo améliorent la fonction cardiaque et pulmonaire. Cela améliore à son tour la circulation sanguine, réduit le risque de maladies cardiovasculaires et contribue à la résilience cardiovasculaire globale.

Force musculaire et santé osseuse.

L'entraînement en force, élément essentiel de l'entraînement, est essentiel pour développer et entretenir la force musculaire. Des muscles forts soutiennent la fonction articulaire, améliorent la posture et facilitent l'exécution des activités quotidiennes. De plus, les exercices de mise en charge contribuent à la densité osseuse et réduisent le risque d'ostéoporose et de fractures.

Fonction cognitive et santé mentale.
Le lien entre l'exercice et la fonction cognitive est un domaine d'intérêt croissant. L'activité physique est associée à des améliorations de la mémoire, de l'attention et des performances cognitives générales. De plus, l'exercice constitue un outil efficace pour gérer et prévenir les maladies mentales, notamment l'anxiété et la dépression, en favorisant la libération d'endorphines et en réduisant les hormones du stress.

Soutien du système immunitaire
Un exercice régulier et modéré est associé à un système immunitaire renforcé. Bien qu'un exercice intense et prolongé puisse affaiblir temporairement le système immunitaire, il a été démontré qu'un exercice régulier et modéré améliore la fonction immunitaire, réduit la susceptibilité aux infections et favorise la résilience globale du système immunitaire.

contrôle du poids

L'exercice joue un rôle clé dans les stratégies de contrôle du poids. Associer une activité physique régulière à une alimentation équilibrée contribue à créer un déficit calorique, facilitant la perte ou le maintien du poids. De plus, maintenir la masse musculaire pendant la perte de poids devient plus facile si vous intégrez des exercices de musculation à votre routine.

Qualité du sommeil améliorée

L'exercice a une influence positive sur la qualité du sommeil. Une activité physique régulière est associée à un sommeil plus profond et plus réparateur, ce qui contribue au bien-être général et à la vigilance pendant la journée. Cependant, il est important de faire suffisamment d'exercice et d'éviter les activités intenses à l'approche de l'heure du coucher.

Longévité et qualité de vie.

Il existe une relation étroite entre l'activité physique régulière et la longévité.
En plus d'améliorer la longévité, l'exercice améliore la qualité de vie en favorisant l'indépendance fonctionnelle, en réduisant le risque de maladies chroniques et en favorisant un sentiment général de vitalité et de bien-être.

Prévention et gestion des maladies.
Le potentiel préventif et thérapeutique de
l'exercice est mis en évidence par son rôle dans
la réduction du risque de diverses maladies
chroniques, notamment les maladies cardiaques,
l'hypertension, le diabète de type 2 et certains
cancers.
De plus, l'exercice est intégré aux plans de
traitement de nombreuses maladies chroniques
afin d'optimiser les résultats pour la santé.

L'importance de l'exercice réside profondément
dans sa capacité à influencer positivement les
aspects physiques, mentaux et métaboliques de
la santé. L'engagement d'un accompagnement
professionnel pour une activité physique
régulière est la pierre angulaire pour les
personnes qui souhaitent atteindre et maintenir
un bien-être optimal tout au long de leur vie.

MYTHES ET CONCEPTIONS FAUSSES SUR L'EXERCICE

Lorsqu'il est question de forme physique et de santé, il existe de nombreux mythes et idées fausses qui conduisent souvent les gens sur des chemins qui peuvent ne pas être conformes aux pratiques fondées sur des données probantes.

Mythe : Pas de douleur, pas de gain

Fait : Le dicton « pas de douleur, pas de gain » est devenu omniprésent dans la culture du fitness, affirmant que si un exercice n'est pas douloureux, il n'est pas efficace. En fait, la douleur pendant l'exercice peut indiquer une mauvaise forme ou un problème sous-jacent. Le but n'est pas la douleur, mais l'effort maîtrisé. Un effort excessif peut provoquer des blessures. Il est donc important d'être à l'écoute de son corps et d'adopter une approche progressive et durable de la remise en forme.

Mythe : réduire la ponctualité est possible

Fait : Il existe un mythe persistant selon lequel la perte de graisse ciblée dans des zones spécifiques grâce à une réduction localisée. Bien que les exercices puissent renforcer et tonifier des groupes musculaires spécifiques, la perte de graisse se produit uniformément dans tout le corps. Une approche globale comprenant une alimentation équilibrée, des exercices aérobiques et un entraînement en force est essentielle pour atteindre les objectifs globaux de composition corporelle.

Mythe : le cardio est la seule clé pour perdre du poids

Fait : Les exercices cardio sont utiles pour brûler des calories, mais perdre du poids est une tâche à multiples facettes. L'entraînement en force est tout aussi important car il développe la masse musculaire, ce qui contribue à un métabolisme de repos plus élevé. Une approche globale combinant entraînement cardiovasculaire et musculation est optimale pour une gestion du poids efficace et durable.

Mythe : les personnes âgées devraient éviter l'entraînement en force

Réalité : Une idée fausse très répandue est que les personnes âgées devraient éviter l'entraînement en force en raison du risque potentiel de blessure. Au contraire : l'entraînement en force est particulièrement bénéfique pour les personnes âgées. Contribue au maintien de la masse musculaire, de la densité osseuse et de l'indépendance fonctionnelle. Les personnalisations peuvent être adaptées aux besoins individuels, soulignant l'importance des programmes personnalisés.

Mythe : L'exercice seul suffit à perdre du poids

Fait : Le rôle de l'exercice dans la perte de poids est complété par des considérations nutritionnelles. Une alimentation équilibrée est essentielle puisque la quantité de calories consommées joue un rôle important. Compter uniquement sur l'exercice sans s'attaquer aux habitudes alimentaires peut être contre-productif. La perte de poids est plus efficace lorsque l'exercice et le régime fonctionnent en synergie.

Mythe : Vous ne pouvez pas faire d'exercice si vous n'êtes pas en forme

Fait : L'exercice est un spectre qui peut être adapté à différents niveaux de condition physique. Les personnes à mobilité réduite ou ayant des problèmes de santé peuvent également participer à des activités personnalisées. Consulter des professionnels de la santé ou des experts en conditionnement physique peut créer des plans d'entraînement sûrs et personnalisés, adaptés aux capacités et aux objectifs individuels.

L'exercice combat le vieillissement cérébral

La santé humaine est étroitement liée et les effets de l'exercice s'étendent bien au-delà de la forme physique.

Des recherches scientifiques récentes ont démontré un lien incontestable entre l'activité physique régulière et la santé cognitive, démontrant que l'exercice peut être un allié important dans la lutte contre le vieillissement cérébral.

Neuroplasticité améliorée

L'exercice sert de catalyseur à la neuroplasticité, la remarquable capacité du cerveau à se réorganiser et à s'adapter. En particulier, l'exercice aérobique stimule la libération de facteurs neurotrophiques, favorisant ainsi la croissance et le maintien des neurones. Ce processus contribue à une plus grande flexibilité cognitive, à un meilleur apprentissage et à une plus grande mémoire.

Amélioration du flux sanguin vers le cerveau.

L'activité physique favorise une meilleure circulation sanguine et améliore l'apport d'oxygène et de nutriments au cerveau. Cette augmentation du flux sanguin cérébral favorise non seulement la santé neuronale, mais joue également un rôle essentiel dans la réduction du risque de problèmes vasculaires cérébraux et contribue, en fin de compte, à maintenir la fonction cognitive.

Régulation des neurotransmetteurs
L'exercice affecte la régulation des neurotransmetteurs, des messagers chimiques qui facilitent la communication entre les cellules cérébrales. Les endorphines, souvent appelées hormones du bien-être dans le cerveau, sont libérées pendant l'exercice et contribuent à améliorer l'humeur et à réduire le stress. De plus, l'exercice améliore les niveaux de neurotransmetteurs tels que la dopamine et la sérotonine, qui sont essentiels au bien-être mental.

Réduire le stress oxydatif et l'inflammation.
Le stress oxydatif et l'inflammation associés au déclin cognitif lié à l'âge sont atténués par les effets anti-inflammatoires et antioxydants de l'exercice régulier. Ce mécanisme de protection protège le cerveau des effets néfastes des

radicaux libres, maintient l'intégrité cellulaire et soutient la santé cognitive à long terme.

Préservation de la structure cérébrale.

Une activité physique régulière a un impact positif sur l'intégrité structurelle du cerveau. Des études par imagerie par résonance magnétique (IRM) ont montré que les personnes qui font régulièrement de l'exercice ont un plus grand volume de matière grise, en particulier dans les zones associées à la mémoire et aux fonctions exécutives. Cette préservation structurelle est associée à un risque réduit de déclin cognitif.

Protection contre les maladies neurodégénératives

Il est de plus en plus évident que l'exercice joue un rôle préventif dans les maladies neurodégénératives telles que la maladie d'Alzheimer et la maladie de Parkinson. La combinaison d'effets neuroprotecteurs, d'une meilleure connectivité neuronale et d'une réduction des facteurs de risque associés à l'exercice contribuent à une excellente défense contre l'apparition et la progression de ces maladies.

La synergie entre l'exercice physique et la santé cognitive s'avère être une histoire intéressante dans la lutte contre le vieillissement cérébral. L'exercice est un moyen efficace de maintenir la fonction cognitive et de favoriser la résilience du cerveau pendant le processus de vieillissement en favorisant la neuroplasticité, en améliorant le flux sanguin cérébral, en modulant les neurotransmetteurs et en réduisant le stress oxydatif.

À quelle fréquence devriez-vous faire de l'exercice ?

La fréquence des entraînements est un facteur important dans la création d'une routine d'entraînement durable et efficace.

La fréquence optimale dépend de facteurs individuels, des objectifs et du type d'exercice effectué.

Voici un guide général pour ajuster la fréquence de vos exercices afin de maximiser les bienfaits pour la santé :

Exercices aérobiques

Fréquence : Visez au moins 150 minutes d'exercices aérobiques d'intensité modérée par semaine ou 75 minutes d'exercices d'intensité vigoureuse par semaine.

Répartissez les séances sur toute la semaine et essayez de durer au minimum 3 à 5 jours. Cela peut inclure des activités telles que la marche rapide, le jogging, le vélo ou la natation.

entraînement en force

Fréquence : Participez à des activités de musculation pour tous les principaux groupes musculaires au moins deux jours par semaine.

Accordez-vous une journée de repos entre les séances où vous entraînez les mêmes groupes musculaires pour faciliter la récupération. Il intègre différents exercices destinés à différents groupes musculaires.

Exercices de souplesse et d'équilibre.
Fréquence : Intégrez des exercices de flexibilité et d'équilibre 2 à 3 jours par semaine. Intégrez ces exercices à votre routine, comme le yoga ou le tai-chi. Concentrez-vous sur l'amélioration de l'amplitude de mouvement et de la stabilité.

Entraînement fractionné à haute intensité (HIIT)
Fréquence : Les séances HIIT peuvent être efficaces à raison de 2 à 3 séances par semaine. En raison de l'intensité, assurez-vous d'une récupération adéquate entre les séances. Ces entraînements sont plus courts mais plus intenses, la qualité prime donc sur la quantité.

Écoute ton corps
Variabilité individuelle – La fréquence idéale peut varier en fonction du niveau de forme physique, de l'état de santé et de la capacité de

récupération de chaque individu. Écoutez votre corps et ajustez-vous en conséquence.

Jours de repos : Intégrez des jours de repos ou des jours de récupération active pour permettre à votre corps de récupérer et éviter le surentraînement. Un repos adéquat est essentiel pour un progrès physique soutenu.

Considérez vos objectifs

Objectifs spécifiques – La fréquence de vos exercices doit correspondre à vos objectifs. Si la perte de poids est l'objectif principal, augmenter la fréquence des exercices aérobiques peut être bénéfique. Si la force et le développement musculaire sont une priorité, privilégiez les séances régulières de musculation.

CHAPITRE TROIS

ÉVALUEZ VOTRE NIVEAU DE FORME PHYSIQUE

Pour commencer votre parcours de remise en forme, vous devez avoir une idée claire de votre condition physique actuelle.
L'évaluation de votre condition physique est un point de départ important pour fixer des objectifs réalistes et créer un programme d'entraînement efficace.

endurance cardiovasculaire

Effectuez un exercice cardiovasculaire chronométré, tel que : B. de la marche rapide, de la course ou du vélo, à intensité modérée. Considérez la durée et l'intensité avec lesquelles vous pouvez maintenir l'activité. Un système cardiovasculaire fort permet des efforts plus longs et plus soutenus sans fatigue excessive.

force musculaire

Effectuez des exercices de musculation qui
ciblent les groupes musculaires clés, tels que :
des pompes, des squats ou de l'haltérophilie.
Évaluez le nombre de répétitions et la résistance
à laquelle vous pouvez résister. Une plus grande
capacité indique une plus grande force
musculaire.

flexibilité

Faites des exercices de flexibilité tels que des
touches d'orteils, des étirements d'épaules ou
des poses de yoga.
Évaluez l'amplitude de mouvement de vos
articulations. Une flexibilité améliorée se reflète
dans la capacité de déplacer les articulations sur
toute l'amplitude des mouvements sans
inconfort.

composition corporelle

Mesurez la composition corporelle à l'aide de
méthodes telles que le pourcentage de graisse
corporelle, le rapport taille/hanches ou l'indice
de masse corporelle (IMC).
Une composition corporelle saine comprend
une répartition équilibrée des muscles et de la
graisse. Comprendre votre composition

corporelle fournit des informations sur votre
santé et votre forme physique globales.

force de base

Effectuez des exercices qui ciblent vos muscles
centraux, comme des planches ou des
redressements assis.
Évaluez la durée et la stabilité de vos exercices
composés. Un tronc solide contribue à la
stabilité, à la posture et à la forme fonctionnelle
globale.

Équilibre et stabilité

Évaluation : Effectuer des exercices d'équilibre
tels que : Par exemple, se tenir debout sur une
jambe ou faire des exercices avec ballon.
Considérez votre capacité à maintenir
l'équilibre. Une stabilité améliorée améliore la
coordination et réduit le risque de chutes ou de
blessures.

Fréquence cardiaque au repos

Mesurez votre fréquence cardiaque au repos au
réveil, idéalement avec un moniteur de
fréquence cardiaque ou en surveillant
manuellement votre pouls.

Une fréquence cardiaque au repos plus faible
indique un système cardiovasculaire plus
efficace et donc une meilleure forme physique.

Agilité et coordination

Incorporez des exercices de flexibilité, des
exercices d'échelle ou des mouvements sportifs
spécifiques.
Observez votre capacité à vous déplacer
rapidement et à changer de direction avec
précision. Une plus grande agilité et
coordination contribuent à l'athlétisme global.

Flexibilité et mobilité

Effectuez des étirements dynamiques ou des
exercices de mobilité articulaire.
Évaluez votre capacité à déplacer vos
articulations sur une gamme complète de
mouvements sans raideur ni inconfort. Une plus
grande flexibilité améliore la qualité globale du
mouvement.

ATTEINDRE DES OBJECTIFS ANTI-ÂGE SAINS

Le chemin vers un vieillissement en bonne santé nécessite une approche multiforme qui inclut les aspects physiques, mentaux et liés au mode de vie.

En appliquant une stratégie holistique, les gens peuvent développer des habitudes qui favorisent non seulement la longévité, mais aussi une vie dynamique et épanouissante.

Privilégier l'activité physique
Participez régulièrement à des activités aérobiques telles que la marche, le jogging, la natation ou le vélo pour améliorer la santé cardiovasculaire et maintenir la vitalité globale.
Entraînement en force – Intégrez un entraînement en résistance pour maintenir la masse musculaire, améliorer la densité osseuse et soutenir l'indépendance fonctionnelle.

Adoptez une alimentation riche en nutriments
Alimentation équilibrée : Ayez une alimentation variée et équilibrée, riche en fruits, légumes, grains entiers, protéines maigres et

graisses saines pour fournir les nutriments essentiels au fonctionnement optimal de l'organisme.

Hydratation : Restez suffisamment hydraté car un apport adéquat en eau est essentiel à la santé globale, à l'hydratation de la peau et à la fonction cellulaire.

Prioriser le bien-être mental

Participez à des activités mentalement stimulantes telles que des puzzles, la lecture, l'apprentissage de nouvelles compétences ou la participation à des programmes d'apprentissage tout au long de la vie.

Intégrez la méditation de pleine conscience, des exercices de respiration ou du yoga pour gérer le stress, améliorer le bien-être émotionnel et promouvoir la résilience mentale.

un sommeil de qualité

Donnez la priorité à un bon sommeil en maintenant un horaire de sommeil cohérent, en créant un environnement de sommeil confortable et en pratiquant des techniques de relaxation avant de vous coucher.

Entretenir le lien social

Favorisez des relations significatives avec la famille, les amis et la communauté. Les liens sociaux contribuent au bien-être émotionnel et fournissent un système de soutien.

protection solaire

Protégez votre peau des rayons UV nocifs en portant régulièrement un écran solaire. Cela aide à prévenir les signes de vieillissement prématuré tels que les rides, les taches solaires et les dommages cutanés.

Gestion du stress

Intégrez des techniques de gestion du stress telles que l'exercice régulier, la respiration profonde, la méditation ou les loisirs pour atténuer les effets du stress chronique sur le corps.

Contrôles de santé périodiques

Planifiez des contrôles et des examens de santé réguliers pour identifier et traiter rapidement les problèmes de santé potentiels. Des soins de santé proactifs contribuent à la longévité et au bien-être.

Restez mentalement actif

Développer un état d'esprit d'apprentissage continu. Restez curieux, explorez de nouveaux intérêts et mettez votre cerveau au défi de promouvoir la neuroplasticité et la vitalité cognitive.

Habitudes de vie positives

Consommez de l'alcool avec modération et évitez de fumer. Ces habitudes peuvent provoquer un vieillissement prématuré et divers problèmes de santé.
Essayez d'atteindre un poids santé en combinant une activité physique régulière et une alimentation équilibrée.

Adaptabilité et résilience

Promouvoir l'adaptabilité et la résilience. La vie est dynamique et la capacité d'affronter le changement avec une perspective positive contribue au bien-être général.

Atteindre des objectifs anti-âge sains nécessite un mode de vie holistique.
En intégrant l'activité physique, une alimentation nutritive, des pratiques de santé mentale et des habitudes de vie positives, on prolongerait non seulement l'espérance de vie,

mais on serait également sur la voie d'une vie plus longue.

CHOISISSEZ LE BON ÉQUIPEMENT

Choisir le bon équipement de fitness est essentiel pour concevoir un programme d'exercices efficace et agréable. Lorsque vous prenez des décisions, tenez compte de vos objectifs de mise en forme, de vos préférences et de l'espace disponible.

Identifiez vos objectifs de remise en forme
Si votre objectif est d'améliorer la santé cardiovasculaire, envisagez des équipements tels que des tapis roulants, des vélos stationnaires, des appareils elliptiques ou des rameurs.

Pour développer votre force et vos muscles, vous pouvez utiliser des haltères, des kettlebells, des bandes de résistance ou des appareils de musculation.

Des outils comme des ballons d'exercice, des tapis de yoga et des rouleaux en mousse sont parfaits pour améliorer la flexibilité et l'équilibre.

Évaluez votre espace disponible
Si l'espace est limité, optez pour des appareils compacts ou pliables. Les bandes de résistance,

les haltères et les tapis de yoga sont des options peu encombrantes.

Pensez à un équipement qui sert à plusieurs fins, comme un ballon de stabilité qui peut être utilisé à la fois pour des exercices de force et d'équilibre.

Tenez compte de votre budget

Les bandes de résistance, les ballons d'exercice et les haltères sont généralement peu coûteux.

Les équipements cardio, comme les cordes à sauter, sont également peu coûteux.

Les tapis roulants, les appareils elliptiques et les appareils de musculation plus chers peuvent nécessiter un investissement initial plus important.

Préférences personnelles

Choisissez un équipement adapté aux activités que vous aimez. Si vous aimez le vélo, un vélo stationnaire peut être une bonne option.

Si la variété est la clé, envisagez un équipement permettant une variété d'exercices, comme des bandes de résistance ou des poids libres.

Accessibilité et confort

Choisissez un équipement facile à utiliser et adapté à votre niveau de forme physique. Les options plus faciles à utiliser sont plus susceptibles de faire partie intégrante de votre routine.

Recherchez des appareils qui s'intègrent bien à votre environnement de vie, tant sur le plan esthétique que fonctionnel.

Considérations de sécurité

Assurez-vous que l'équipement est bien construit et stable pour éviter les accidents ou les blessures.

Vérifiez les limites de poids de l'équipement pour vous assurer qu'il s'adapte en toute sécurité à votre poids corporel.

Stockage et entretien

Tenez compte des exigences de stockage pour chaque ordinateur. Choisissez des articles qui peuvent être facilement rangés lorsqu'ils ne sont pas utilisés.

Soyez conscient des exigences de maintenance et sélectionnez l'équipement qui correspond à votre volonté d'effectuer la maintenance requise.

MISE EN FORME ESSENTIELLE

L'intégration d'équipements de fitness polyvalents et efficaces dans votre programme d'exercices améliorera votre expérience d'exercice.

Pour connaître les avantages et les considérations des haltères, des bandes de résistance et des ballons d'exercice, voir :

haltères

Les haltères sont des outils polyvalents pour développer la force de divers groupes musculaires.

Autorisez un large éventail d'exercices, notamment des flexions des biceps, des presses sur les épaules et des fentes.

bandes de résistance

Offre une large gamme de niveaux de résistance adaptés à tous les niveaux de condition physique.

Léger et portable, vous permettant de faire de l'exercice confortablement à la maison ou en déplacement.

Doux pour les articulations, adapté aux exercices de rééducation.

ballon de stabilité

Favorise la stabilité et l'engagement de base pendant l'exercice.

Convient à une variété d'exercices, notamment l'entraînement de base, l'entraînement de l'équilibre et les étirements.

Soutient une posture correcte pendant l'exercice.

Les haltères, les bandes de résistance et les ballons d'équilibre sont des ajouts précieux à tout programme de remise en forme.

Il est polyvalent, s'adapte à différents niveaux de forme physique et contribue à la force, à la stabilité et à la flexibilité globales.

Combinez ces outils pour personnaliser votre formation et vivre une expérience de formation complète et agréable.

CHAPITRE QUATRE

POURQUOI CHALEUR?

Les exercices d'échauffement constituent une partie importante de toute routine d'entraînement en force, en particulier pour les personnes âgées. Voici plusieurs raisons pour lesquelles l'intégration d'exercices d'échauffement est essentielle au bien-être des seniors et à l'efficacité de l'entraînement en résistance :

Augmentation du flux sanguin
En faisant des exercices d'échauffement, vous augmenterez progressivement votre fréquence cardiaque et votre flux sanguin vers vos muscles.
L'amélioration du flux sanguin garantit que les muscles reçoivent suffisamment d'oxygène et de nutriments, favorisant ainsi la santé cardiovasculaire globale.

Flexibilité articulaire améliorée
L'échauffement comprend des mouvements dynamiques qui étirent et mobilisent en douceur les articulations.

Une plus grande flexibilité articulaire réduit le
risque de blessure et améliore l'amplitude des
mouvements, rendant les exercices plus
confortables et efficaces.

activation musculaire

Les exercices d'échauffement activent et
préparent les muscles pour les exercices à venir.
Les muscles activés sont plus réactifs et mieux
équipés pour répondre aux exigences de
l'entraînement en force, réduisant ainsi le risque
de foulures ou de foulures.

Fonction du liquide synovial améliorée.

Les exercices d'échauffement aident à
augmenter la production et la fonction du
liquide synovial dans les articulations.
La fonction améliorée du liquide synovial
améliore la lubrification des articulations, réduit
la friction et favorise des mouvements plus
fluides pendant l'exercice.

Prévention des blessures

L'échauffement prépare progressivement le
corps à une activité physique plus intense et
réduit le risque de foulures, d'entorses et autres
blessures.

Les personnes âgées peuvent être plus sujettes
aux blessures, c'est pourquoi un échauffement
approprié est encore plus important pour
prévenir les problèmes liés à l'exercice.

Préparation mentale
Les exercices d'échauffement assurent une
transition mentale du repos à l'activité.
Les seniors peuvent se préparer mentalement à
leur entraînement de force en améliorant leur
concentration sur la forme et la technique
appropriées.

Contraction musculaire améliorée.
Les exercices d'échauffement facilitent des
contractions musculaires efficaces en
améliorant la fonction neuromusculaire.
L'amélioration des contractions musculaires lors
des exercices de musculation contribue à de
meilleures performances et à une réduction de
la fatigue musculaire.

**Augmentation progressive de la fréquence
cardiaque.**
L'échauffement augmente progressivement la
fréquence cardiaque et prépare le système
cardiovasculaire à un stress accru.

Les personnes âgées peuvent bénéficier d'une augmentation contrôlée de la fréquence cardiaque et ainsi éviter un stress soudain sur le système cardiovasculaire.

Une plus grande efficacité pendant l'entraînement

Les muscles et les articulations réchauffés fonctionnent plus efficacement.
Les seniors peuvent effectuer des exercices de musculation avec une meilleure forme, ce qui se traduit par un entraînement plus efficace et un bénéfice global plus important.

EXERCICES D'ÉCHAUFFEMENT

Un bon échauffement est important pour préparer le corps à l'activité physique, favoriser la flexibilité et réduire le risque de blessure. Ce programme d'échauffement est polyvalent et adapté à tous les âges, y compris les seniors. N'oubliez pas d'effectuer chaque exercice avec douceur et d'augmenter progressivement l'intensité.

DIFFÉRENTS TYPES D'EXERCICES D'ÉCHAUFFEMENT

Routine de réchauffement des pieds

saute
Tenez-vous debout, les pieds joints et les bras le long du corps.
Sautez, écartez largement les jambes et levez les bras au-dessus de votre tête.
Revenez à la position de départ avec un autre saut.
Visez 1 à 2 minutes

rotation du torse

Tenez-vous debout, les pieds écartés à la largeur
des épaules.
Tournez votre torse d'un côté à l'autre, en
gardant vos hanches tournées vers l'avant.
Contrôlez le mouvement et activez votre cœur.
Visez 1 à 2 minutes de rotations continues et
contrôlées.

cercles de bras
Tenez-vous debout, les pieds écartés à la largeur
des épaules.
Étendez vos bras sur les côtés.
Faites de petits mouvements circulaires avec
vos bras en augmentant progressivement la
taille.
Inversez le sens des cercles.
Durée : 1 à 2 minutes.

planche
Commencez en position de planche avec vos
mains directement sous vos épaules.
Serrez votre tronc et maintenez la position en
maintenant une ligne droite de la tête aux
talons.
Durée : 30 à 60 secondes.

Ponts fessiers

Allongez-vous sur le dos, les genoux pliés et les pieds écartés à la largeur des hanches.
Soulevez vos hanches vers le plafond tout en serrant vos fessiers.
Abaissez à nouveau vos hanches.
Durée : 1 à 2 minutes.

squats de poids corporel
Tenez-vous debout, les pieds écartés à la largeur des épaules.
Abaissez votre corps en position accroupie et gardez le dos droit.
Revenez à la position de départ.
Durée : 1 à 2 minutes.

Courbure latérale
Tenez-vous debout, les pieds écartés à la largeur des épaules.
Levez un bras au-dessus de votre tête et penchez-vous d'un côté, créant un étirement sur votre torse.
Maintenez l'étirement pendant 15 à 30 secondes.
Répétez de l'autre côté

Étirer le dos tordu

Asseyez-vous ou tenez-vous debout, le dos droit.

Tournez le haut de votre corps d'un côté et posez votre main sur le genou opposé.

Maintenez l'étirement pendant 15 à 30 secondes.

Répétez de l'autre côté.

Inclinaison du cou

Asseyez-vous ou tenez-vous debout, le dos droit.

Inclinez lentement votre tête d'un côté et rapprochez votre oreille de votre épaule.

Maintenez l'étirement pendant 15 à 30 secondes.

Répétez de l'autre côté.

Rotation du cou

Asseyez-vous ou tenez-vous debout, le dos droit.

Tournez la tête sur le côté et regardez par-dessus votre épaule.

Maintenez l'étirement pendant 15 à 30 secondes.

Répétez de l'autre côté.

Flexion et extension du cou.

Asseyez-vous ou tenez-vous debout, le dos droit.

Abaissez doucement votre menton vers votre poitrine pour cambrer votre cou.

Tenez pendant 15 à 30 secondes.

Inclinez lentement la tête en arrière pour étirer votre cou.

Tenez pendant 15 à 30 secondes.

Étirez les muscles des cuisses.

Asseyez-vous sur le sol avec une jambe étendue et l'autre pliée.

Atteignez votre main vers les orteils de votre jambe étendue tout en gardant le dos droit.

Maintenez l'étirement pendant 15 à 30 secondes.

Passez à l'autre jambe.

Étirement des quadriceps

Tenez-vous debout, les pieds écartés à la largeur des hanches.

Pliez un genou et ramenez votre pied vers vos fesses, en gardant votre cheville soutenue.

Maintenez l'étirement pendant 15 à 30 secondes.

Passez à l'autre jambe.

Étirement des mollets

Tenez-vous devant un mur avec un pied en avant et l'autre en arrière.

Penchez-vous vers le mur en gardant la jambe arrière droite et le talon au sol.

Maintenez l'étirement pendant 15 à 30 secondes.

Passez à l'autre jambe.

ROUTINE D'ÉCHAUFFEMENT ASSISE

Les échauffements assis sont idéaux pour les personnes qui préfèrent ou ont besoin d'une position assise, telles que : B. Les personnes âgées ou les personnes à mobilité réduite. Cette routine cible différents groupes musculaires et favorise la flexibilité. N'oubliez pas d'effectuer chaque exercice de manière contrôlée.

Boucles de cou assis

Asseyez-vous confortablement, le dos droit.
Inclinez lentement votre tête d'un côté et rapprochez votre oreille de votre épaule.
Tenez pendant 15 à 30 secondes.
Répétez de l'autre côté.

Rouleaux d'épaules assis

Asseyez-vous confortablement avec vos bras à vos côtés.
Roulez vos épaules en arrière dans un mouvement circulaire.
Inversez la direction et tournez en avant.
Durée : 1 à 2 minutes.

Ouvre-coffre assis

Asseyez-vous avec le dos droit.
Entrelacez vos doigts derrière votre dos.
Étirez vos bras en soulevant votre poitrine.
Durée : 1 à 2 minutes.

La jambe assise se lève

Asseyez-vous avec les jambes étendues.
Soulevez une jambe à la fois et contractez votre corps.
Maintenez chaque mouvement pendant 10 à 15 secondes.
Durée : 1 à 2 minutes.

Torsions du tronc assis

Asseyez-vous avec le dos droit.
Tournez le haut de votre corps d'un côté et soutenez-le avec vos mains.
Tenez pendant 15 à 30 secondes.
Répétez de l'autre côté.
Durée : 1 à 2 minutes.

Roulement de la cheville en position assise

Asseyez-vous avec les pieds à plat sur le sol.
Soulevez un pied et faites pivoter votre cheville dans les deux sens.
Passez à l'autre pied.

Durée : 1 à 2 minutes.

marcher assis
Asseyez-vous avec le dos droit.
Levez un genou vers votre poitrine.
Abaissez et relevez l'autre genou.
Continuez avec un mouvement de marche.
Durée : 1 à 2 minutes.

Étirement latéral assis
Asseyez-vous avec les jambes étendues.
Étendez un bras au-dessus de votre tête et
penchez-vous d'un côté.
Tenez pendant 15 à 30 secondes.
Répétez de l'autre côté.
Durée : 1 à 2 minutes.

Asseyez-vous, respirez profondément
Asseyez-vous confortablement.
Inspirez profondément par le nez.
Attendez une minute.
Expirez lentement par la bouche.
Durée : 2-3 minutes.

EXERCICES DE RÉCUPÉRATION

attitude de l'enfant

Commencez à quatre pattes, puis déplacez vos hanches vers vos talons.

Tendez vos bras vers l'avant ou placez-les le long de votre corps.

Tenez pendant 1 à 2 minutes.

Étirement chat-vache

Commencez à quatre pattes en position de table.

Inspirez, cambrez le dos et relevez la tête (position vache).

Expirez, arrondissez votre colonne vertébrale et rentrez votre menton (pose du chat).

Répétez pendant 1 à 2 minutes.

respiration profonde

Asseyez-vous ou tenez-vous debout confortablement.

Inspirez profondément par le nez en élargissant votre diaphragme.

Retenez votre souffle pendant un moment.

Expirez lentement par la bouche.

Répétez pendant 2-3 minutes

Siège rabattable vers l'avant

Asseyez-vous avec les jambes étendues.
Faites pivoter vos hanches et étendez-vous vers
vos orteils.
Maintenez l'étirement pendant 15 à 30
secondes.
Durée : 1 à 2 minutes.

Étirement du papillon
Asseyez-vous, les pieds joints et les genoux
pliés vers l'extérieur.
Soutenez vos pieds avec vos mains et appuyez
doucement vos genoux vers le sol.
Tenez pendant 15 à 30 secondes.
Durée : 1 à 2 minutes.

CHAPITRE CINQ

Améliorer la flexibilité et l'équilibre des personnes âgées.

À mesure que nous vieillissons avec grâce, maintenir la flexibilité et l'équilibre devient essentiel à un mode de vie sain et actif.

L'IMPORTANCE DE LA FLEXIBILITÉ

Comprendre l'importance de rester flexible à mesure que vous vieillissez est la première étape pour vivre une vie plus dynamique et plus active. Une plus grande flexibilité peut contribuer à améliorer la santé des articulations, à améliorer l'amplitude des mouvements et à réduire le risque de blessure.

Le rôle de l'équilibre dans le vieillissement
Les exercices d'équilibre sont essentiels pour les personnes âgées car ils contribuent à prévenir les chutes et à améliorer la stabilité globale. Ces exercices visent à renforcer les muscles centraux, à améliorer la posture et à

renforcer la confiance dans les activités
quotidiennes.

EXERCICES POUR AUGMENTER L'ÉQUILIBRE

Le maintien de l'équilibre est crucial pour que les personnes âgées puissent effectuer leurs activités quotidiennes en toute sécurité et réduire le risque de chutes.

Marcher du talon aux orteils

Tenez-vous debout de manière à ce que votre talon touche les orteils du pied opposé. Avancez et placez le talon d'un pied directement devant les orteils de l'autre. Répétez le processus en marchant en ligne droite.

Durée : 5-7 minutes

Support sur une jambe

Tenez-vous près d'une surface stable, comme une chaise ou un comptoir. Levez une jambe tout en vous équilibrant sur l'autre. Tenez pendant 15 à 30 secondes. Passez à l'autre jambe.

Durée : 7 à 10 minutes

Plage d'horloge

Imaginez que vous vous trouvez au milieu d'une horloge.

Levez une jambe et étirez-la vers l'avant (12 heures), sur le côté (3 heures) et derrière vous (6 heures).

Répétez avec l'autre jambe.

Durée : 7 à 10 minutes

Changements de poids

Tenez-vous debout, les pieds écartés à la largeur des hanches.

Déplacez votre poids sur une jambe et soulevez légèrement l'autre.

Maintenez la position quelques secondes puis passez à l'autre jambe.

Augmentez progressivement la durée.

Durée : 7 à 10 minutes

Balançoires des jambes debout

Tenez-vous à une surface stable pour vous soutenir.

Balancez une jambe d'avant en arrière de manière contrôlée.

Répétez avec l'autre jambe.

Durée : 5-7 minutes

Le Tai Chi agite ses mains comme des nuages.

Tenez-vous debout, les pieds écartés à la largeur des épaules.

Déplacez votre poids d'un côté à l'autre tout en faisant doucement pivoter le haut de votre corps.

Imitez le mouvement de « laver » vos mains en l'air.

Durée : 10-15 minutes

randonnée en tandem

Placez un pied directement devant l'autre, créant une ligne droite.

Avancez en plaçant chaque pied devant l'autre.

Durée : 5-7 minutes

Squats sur chaise

Tenez-vous devant une chaise solide, les pieds écartés à la largeur des hanches.

Abaissez votre corps vers la chaise comme si vous étiez assis à l'envers.

Se lever.

Durée : 7 à 10 minutes

EXERCICES D'ÉQUILIBRE AVEC UN BALLON DE STABILITÉ

Assis sur le ballon

Asseyez-vous sur un ballon de stabilité, les
pieds à plat sur le sol.
Soulevez un pied du sol et maintenez-le pendant
15 à 30 secondes.
Passez à l'autre pied.

Équilibre sur le ballon

Tenez-vous debout avec le ballon de stabilité
devant vous.
Placez un pied sur le ballon et restez en
équilibre pendant 15 à 30 secondes.
Passez à l'autre pied.
Durée : 10-15 minutes

Élévations de mollets

Tenez-vous debout, les pieds écartés à la largeur
des hanches.
Soulevez vos talons du sol et restez en équilibre
sur la pointe de vos pieds.
Abaissez à nouveau vos talons.
Durée : 5-7 minutes

EXERCICES DE BASE

planche

Commencez en position de pompes avec les bras tendus.

Abaissez-vous sur vos avant-bras en formant une ligne droite de la tête aux talons.

Pressez votre cœur et maintenez pendant 30 secondes à 1 minute.

phrases russes

Asseyez-vous sur le sol et penchez-vous en arrière à un angle de 45 degrés.

Soulevez vos pieds du sol et restez en équilibre sur vos ischions.

Tournez le haut de votre corps et touchez le sol à côté de vous avec chaque main.

Le vélo grince

Allongez-vous sur le dos, les mains derrière la tête.

Soulevez vos jambes du sol et ramenez un genou vers votre poitrine.

Tournez votre torse et amenez votre coude opposé vers votre genou levé.

jambes levées

Allongez-vous sur le dos, les jambes étendues.
Levez vos jambes vers le plafond et gardez-les
droites.
Redescendez-le lentement sans toucher le sol.

exercice de superman
Allongez-vous face contre terre, les bras tendus
devant vous.
Soulevez vos bras, votre poitrine et vos jambes
du sol.
Maintenez la position pendant quelques
secondes puis redescendez.

Buffet
Allongez-vous sur le côté avec votre coude
directement sous votre épaule.
Soulevez vos hanches et formez une ligne droite
de la tête aux talons.
Tenez pendant 30 secondes à 1 minute de
chaque côté.

craquements inversés
Allongez-vous sur le dos et levez vos jambes
vers le plafond.
Soulevez vos hanches du sol et rapprochez vos
genoux de votre poitrine.
Durée 1-2 minutes

grimpeur

Commencez en position de planche.

Amenez un genou contre votre poitrine, puis
changez rapidement.

Durée 1-2 minutes

Planche avec épaulettes

Commencez en position de planche.

Soulevez une main du sol et tapotez l'épaule
opposée.

Répétez de l'autre côté.

Durée 1-2 minutes

exercice de bûcheron

Tenez-vous debout, les pieds écartés à la largeur
des épaules et tenez un haltère ou un
médecine-ball.

Tournez votre torse et portez le poids en
diagonale sur votre corps.

Répétez de l'autre côté.

Effectuez chaque exercice en 3 séries de 10 à 15
répétitions.

Pour les exercices statiques comme les
planches, essayez de maintenir la position
pendant 30 secondes à 1 minute.

EXERCICES CARDIO

L'intégration d'exercices cardiovasculaires à votre routine est essentielle à la santé cardiovasculaire et à l'endurance globales.

saute
Tenez-vous debout, les pieds joints et les bras le long du corps.
Sautez en ouvrant les jambes et en levant les bras au-dessus de votre tête.
Revenez à la position de départ.
Durée : 5 à 10 minutes

genoux hauts
Tenez-vous debout, les pieds écartés à la largeur des hanches.
Levez un genou vers votre poitrine pendant que votre autre bras se balance vers l'avant.
Changez rapidement.
Durée : 5 à 10 minutes

corde à sauter
Tenez les poignées d'une corde à sauter avec chaque main.
Sautez par-dessus la corde qui passe sous vos pieds.

Maintenez un rythme constant.
Durée : 10-15 minutes

courir sur place
Levez vos genoux vers votre poitrine tout en
courant sur place.
Balancez vos bras pour imiter un mouvement de
course naturel.
Durée : 10-15 minutes

Rot
Commencez à vous lever.
Accroupissez-vous et placez vos mains sur le
sol.
Sautez en arrière et atterrissez sur une planche.
Faites des pompes, puis sautez vos pieds vers
vos mains.
Sauter d'une position accroupie
Durée : 5 à 10 minutes

Vélo (intérieur ou extérieur)
Lorsque vous êtes à l'extérieur, faites du vélo à
un rythme modéré à rapide.
Si vous êtes à l'intérieur, utilisez un vélo
stationnaire à résistance réglable.
Durée : 15-30 minutes

Courir ou marcher rapidement

Choisissez un rythme confortable.

Si vous courez, assurez-vous de porter des chaussures appropriées et de courir sur des surfaces planes.

Durée : 20-30 minutes

sauter des squats

Faites des squats réguliers.

Explosez dans un saut vers le haut tout en vous levant d'une position accroupie.

Durée : 5 à 10 minutes

mouvements de kickboxing

Participez au shadow boxing en alternant coups de poing et coups de pied.

Les coups de genou offrent de la variété.

Durée : 15-20 minutes

monter les escaliers

Utilisez une échelle à la maison ou procurez-vous un ensemble d'échelles.

Montez et descendez à vitesse constante.

Durée : 10-15 minutes

EXERCICES DE PRESSE

lézards

Commencez en position de planche avec vos mains légèrement plus larges que la largeur des épaules.

Abaissez votre corps vers le sol en pliant les coudes.

Gardez votre corps en ligne droite et descendez aussi confortablement que possible.

Revenez à la position de départ.

Durée : 3 séries de 10 à 15 répétitions

Presse à épaules avec haltères

Asseyez-vous ou debout avec un haltère dans chaque main à hauteur d'épaule, paumes tournées vers l'avant.

Appuyez sur les haltères au-dessus de votre tête jusqu'à ce que vos bras soient complètement étendus.

Abaissez les haltères à la hauteur des épaules.

Durée : 3 séries de 10 à 12 répétitions

développé couché

Allongez-vous sur un banc plat avec une barre devant votre poitrine et saisissez l'haltère un peu plus large que la largeur des épaules.

Abaissez la barre jusqu'à votre poitrine.

Repoussez la barre vers la position de départ.

Durée : 3 séries de 8 à 12 répétitions

Presse à épaules avec haltères assis

Asseyez-vous sur un banc à hauteur d'épaule avec un haltère dans chaque main.

Appuyez sur les haltères au-dessus de votre tête jusqu'à ce que vos bras soient complètement étendus.

Abaissez les haltères à la hauteur des épaules.

Durée : 3 séries de 10 à 12 répétitions

Presse à haltères inclinée

Allongez-vous sur un banc incliné avec un haltère dans chaque main et les paumes tournées vers l'avant.

Appuyez sur les haltères légèrement inclinés.

Abaissez les haltères à la hauteur des épaules.

Durée : 3 séries de 10 à 12 répétitions

Trempettes des triceps

Asseyez-vous sur le bord d'un banc ou d'une chaise solide et saisissez le bord avec vos mains écartées à la largeur des épaules.

Étendez vos jambes devant vous et soulevez vos hanches du banc.

Abaissez votre corps en pliant vos coudes à environ 90 degrés.

Revenez à la position de départ.

Durée : 3 séries de 12 à 15 répétitions

Presse Arnold

Asseyez-vous ou debout avec un haltère dans chaque main, les paumes face à votre corps.

Soulevez les haltères tout en tournant vos paumes vers l'avant et en appuyant au-dessus de votre tête.

Abaissez les haltères tout en faisant pivoter vos paumes vers la position de départ.

Durée : 3 séries de 10 à 12 répétitions

Presse à banc à prise fermée

Allongez-vous sur un banc plat avec une barre et placez vos mains plus près que la largeur des épaules.

Abaissez la barre jusqu'à votre poitrine.

Repoussez la barre vers la position de départ.

Durée : 3 séries de 8 à 12 répétitions

Presse pectorale avec machine

Asseyez-vous sur une presse pectorale et posez votre dos sur le coussin.

Saisissez les poignées et retirez-les de votre poitrine.

Amenez lentement les poignées vers votre poitrine.

Durée : 3 séries de 10 à 12 répétitions

Presse à haltères debout

Tenez-vous debout avec une barre sur la poitrine, les mains un peu plus larges que la largeur des épaules.

Appuyez sur la barre au-dessus de votre tête.

Abaissez la barre vers le haut de votre poitrine.

Durée : 3 séries de 10 à 12 répétitions

EXERCICES DE POUSSE

lézards

Commencez en position de planche avec vos mains légèrement plus larges que la largeur des épaules.

Abaissez votre corps vers le sol en pliant les coudes.

Gardez votre corps en ligne droite et descendez aussi confortablement que possible.

Revenez à la position de départ.

Durée : 3 séries de 10-15 répétitions*

développé couché

Allongez-vous sur un banc plat avec une barre sur votre poitrine et tenez l'haltère un peu plus large que la largeur des épaules.

Abaissez la barre jusqu'à votre poitrine.

Repoussez la barre vers la position de départ.

Durée : 3 séries de 8 à 12 répétitions

Flyes de poitrine avec haltères

Allongez-vous sur un banc plat avec un haltère dans chaque main et les bras tendus sur votre poitrine.

Abaissez les haltères sur le côté tout en maintenant une légère flexion des coudes.

Remettez les haltères à la position de départ.
Durée : 3 séries de 10 à 12 répétitions

Maintien de l'épaule
Tenez-vous debout ou asseyez-vous à hauteur d'épaule avec un haltère dans chaque main.
Appuyez sur les haltères au-dessus de votre tête jusqu'à ce que vos bras soient complètement étendus.
Abaissez les haltères à la hauteur des épaules.
Durée : 3 séries de 10 à 12 répétitions

Trempettes des triceps
Asseyez-vous sur le bord d'un banc ou d'une chaise solide et saisissez le bord avec vos mains écartées à la largeur des épaules.
Étendez vos jambes devant vous et soulevez vos hanches du banc.
Abaissez votre corps en pliant vos coudes à environ 90 degrés.
Revenez à la position de départ.
Durée : 3 séries de 12 à 15 répétitions

Développé couché incliné
Allongez-vous sur un banc incliné avec une barre devant votre poitrine et tenez l'haltère un peu plus large que la largeur des épaules.

Abaissez la barre jusqu'en haut de votre
poitrine.

Repoussez la barre vers la position de départ.

Durée : 3 séries de 8 à 12 répétitions

Mouche haltère debout

Tenez-vous debout avec un haltère dans chaque
main et vos bras à vos côtés.

Soulevez les haltères sur le côté et formez un T
avec votre corps.

Abaissez les haltères à la position de départ.

Durée : 3 séries de 10 à 12 répétitions

Pompes avec ballon médicinal

Placez une main sur un médecine-ball et l'autre
sur le sol.

Effectuez des pompes puis changez la position
de vos mains.

Continuez en alternant les côtés.

Durée : 3 séries de 10 à 15 répétitions

Extension des triceps au-dessus de la tête

Tenez-vous debout ou assis avec un haltère tenu
au-dessus de votre tête avec les deux mains.

Abaissez l'haltère derrière votre tête en pliant
les coudes.

Étendez vos bras et soulevez l'haltère au-dessus de votre tête.

Durée : 3 séries de 10 à 12 répétitions

Pompes sur planches latérales

Effectuez une pompe standard.

Roulez sur une planche latérale et levez un bras vers le plafond.

Revenez à la position de pompes et répétez de l'autre côté.

Durée : 3 séries de 8 à 12 répétitions (côtés alternés)

PRATIQUE DE TIR

Tractions

Tenez une barre de traction avec vos mains légèrement plus larges que la largeur des épaules.

Accrochez-vous avec les bras complètement étendus.

Soulevez votre corps jusqu'à ce que votre menton soit au-dessus de la barre.

Abaissez votre corps à la position de départ.

Durée : 3 séries de 6 à 12 répétitions

traction latérale

Asseyez-vous sur une machine de traction avec un guidon large.

Tirez la barre vers votre poitrine.

Ramenez lentement la barre à la position de départ.

Durée : 3 séries de 10 à 12 répétitions

Penché sur la barre d'aviron

Pliez les hanches en gardant le dos droit et saisissez une barre.

Tirez la barre vers le bas de votre poitrine.

Abaissez la barre à la position de départ.

Durée : 3 séries de 8 à 12 répétitions

le visage tire

Placez une machine à câble avec une attache de
corde au niveau du visage.

Tirez la corde vers votre visage et gardez vos
bras parallèles au sol.

Pressez vos omoplates.

Remettez la corde à la position de départ.

Durée : 3 séries de 12 à 15 répétitions

Rangée inversée

Placez une barre à hauteur de hanches.

Allongez-vous face vers le haut sous la barre et
tenez-la avec vos mains un peu plus larges que
la largeur des épaules.

Soulevez votre poitrine vers la barre.

Abaissez à nouveau votre corps.

Durée : 3 séries de 10 à 12 répétitions

Rangée de câbles assis

Asseyez-vous sur un rameur à câble avec les
genoux légèrement pliés.

Tirez le câble vers votre ventre.

Pressez vos omoplates.

Remettez la poignée dans la position de départ.

Durée : 3 séries de 10 à 12 répétitions

lève le menton

Saisissez une barre de traction avec vos mains écartées à la largeur des épaules et les paumes face à vous.

Accrochez-vous avec les bras complètement étendus.

Soulevez votre corps jusqu'à ce que votre menton soit au-dessus de la barre.

Abaissez votre corps à la position de départ.

Durée : 3 séries de 6 à 12 répétitions

Rangée d'haltères à un bras

Placez un genou et une main sur un banc et gardez le dos droit.

Tenez un haltère dans votre autre main et laissez-le pendre.

Tirez l'haltère vers vos hanches.

Abaissez l'haltère à la position de départ.

Durée : 3 séries de 10 à 12 répétitions par bras

boucle de marteau

Tenez-vous debout avec un haltère dans chaque main, les paumes face à votre corps.

Pliez les haltères vers vos épaules.

Abaissez les haltères à la position de départ.

Durée : 3 séries de 12 à 15 répétitions

Poignées de câble avant

Placez une machine à câble avec une attache de corde au niveau du visage.

Tirez la corde vers votre visage et gardez vos bras parallèles au sol.

Pressez vos omoplates.

Remettez la corde à la position de départ.

Durée : 3 séries de 12 à 15 répétitions

CHAPITRE VI

LES BIENFAITS DES EXERCICES DU HAUT ET DU BAS DU CORPS

Un entraînement varié qui fait travailler à la fois le haut et le bas du corps offre de nombreux bienfaits physiques et mentaux. Voici comment ajouter des exercices du haut et du bas du corps à votre routine d'entraînement.

Développement musculaire complet
Haut du corps : Les exercices comme les pompes, les tractions et les presses sur les épaules ciblent les muscles de la poitrine, du dos, des épaules et des bras.

Bas du corps : les squats, les fentes et les presses sur les jambes se concentrent sur les muscles des cuisses, des hanches et des fesses.

Force et puissance améliorées.
Haut du corps – Améliore la force des bras, des épaules et de la poitrine, contribuant ainsi à une meilleure fonction globale du haut du corps.

Bas du corps – Renforce les jambes et le tronc, essentiels aux activités quotidiennes telles que marcher, monter les escaliers et maintenir l'équilibre.

Amélioration de la forme fonctionnelle
Haut du corps – Améliore les tâches quotidiennes qui impliquent des mouvements des bras et des épaules, telles que soulever, étirer et tirer.

Bas du corps – Prend en charge des activités telles que la marche, la course et la flexion, favorisant ainsi la mobilité et l'indépendance.

Augmentation du métabolisme et perte de graisse.
Haut du corps – Augmente le métabolisme car le tissu musculaire nécessite plus d'énergie, contribuant ainsi à la perte globale de graisse.

Bas du corps : engage de grands groupes musculaires, augmentant la dépense calorique et la combustion des graisses.

physique équilibré

Haut du corps : Favorise un physique bien proportionné et esthétique grâce au développement de la poitrine, du dos et des bras.

Bas du corps : Maintient le bas du corps fort et tonique, contribuant à une apparence générale équilibrée.

Santé des os
Haut du corps : Les exercices de mise en charge, tels que les pompes et les dips, stimulent la densité osseuse des bras, des épaules et de la colonne vertébrale.

Bas du corps : Les exercices de mise en charge, tels que les squats et les fentes, renforcent les os des jambes et du bas de la colonne vertébrale.

Amélioration de la santé cardiovasculaire
Haut du corps : Certains exercices du haut du corps, notamment ceux effectués de manière dynamique, contribuent à améliorer la santé cardiaque.

Bas du corps : Travailler de grands groupes musculaires du bas du corps lors d'exercices comme la course ou le vélo augmente la fréquence cardiaque et l'endurance cardiovasculaire.

Stabilité et flexibilité des articulations.
Haut du corps – Renforce les muscles autour des articulations des épaules et des coudes et améliore la stabilité.

Bas du corps – Favorise la stabilité des hanches, des genoux et des chevilles tout en améliorant la flexibilité des membres inférieurs.

Soulagement du stress et bien-être mental.
Haut du corps : Libère des endorphines, réduit le stress et aide à améliorer l'humeur.

Bas du corps – Active les plus grands groupes musculaires du corps et favorise la libération d'hormones anti-stress.

La combinaison d'exercices du haut et du bas du corps avec un programme d'entraînement offre une approche holistique de la santé et du bien-être. Une approche équilibrée garantit qu'aucun groupe musculaire n'est négligé, ce qui se traduit par une forme fonctionnelle

globale, une composition corporelle améliorée
et une qualité de vie améliorée.

EXERCICES INTÉRIEURS POUR LE HAUT ET LE BAS DU CORPS

Exercices du haut du corps en salle pour les seniors.

Presse à épaules assis

Asseyez-vous sur une chaise solide avec le dossier droit.

Tenez un haltère léger dans chaque main à hauteur d'épaule.

Appuyez sur les haltères au-dessus de votre tête et étendez vos bras.

Abaissez les haltères à la hauteur des épaules.

2-3 séries de 10-12 répétitions

rangée de sièges

Asseyez-vous sur le bord de la chaise, le dos droit.

Tenez une bande de résistance devant vous, les bras tendus.

Tirez la bande vers votre poitrine tout en serrant vos omoplates.

Revenez à la position de départ.

2-3 séries de 12-15 répétitions

boucles de biceps

Asseyez-vous ou debout avec un haltère dans chaque main et les bras tendus.

Pliez les haltères vers vos épaules.

Abaissez les haltères à la position de départ.

2-3 séries de 10-12 répétitions

EXERCICES INTÉRIEURS POUR LE BAS DU CORPS POUR SENIORS

Presse à jambes assise

Asseyez-vous sur une chaise solide avec le dossier droit.

Placez une bande de résistance autour de vos pieds.

Étendez vos jambes vers l'avant et appuyez contre la bande de résistance.

Revenez à la position de départ.

2-3 séries de 12-15 répétitions

Asseyez-vous contre le mur

Tenez-vous dos à un mur.

Glissez jusqu'à ce que vos genoux soient pliés à un angle de 90 degrés.

Maintenez la position tout en tendant les cuisses.

Revenez à la position de départ.

2-3 séries de 30 secondes à 1 minute

Le talon se lève

Tenez-vous derrière une chaise solide pour vous soutenir.

Soulevez vos talons du sol et placez-vous sur la pointe des pieds.

Abaissez à nouveau vos talons.

2-3 séries de 15-20 répétitions

marcher assis

Asseyez-vous sur une chaise avec le dos droit.

Levez un genou vers votre poitrine et
abaissez-le.

Répétez avec l'autre jambe.

2-3 séries de 15-20 répétitions par jambe

Conseils de sécurité

Commencez par un échauffement de 5 à 10
minutes avant l'entraînement.

Effectuez les exercices lentement et de manière
contrôlée.

Écoutez votre corps et arrêtez de faire de
l'exercice si vous ressentez une douleur ou un
inconfort.

Restez hydraté et respirez naturellement
pendant l'exercice.

EXERCICES EXTÉRIEURS DU HAUT ET DU BAS DU CORPS

Exercices extérieurs du haut du corps pour les personnes âgées

Pompes sur le banc du parc
Tenez-vous devant un banc de parc solide, les mains écartées à la largeur des épaules.
Revenez à une distance confortable.
Abaissez votre poitrine vers le banc en pliant les coudes.
Revenez à la position de départ.
2-3 séries de 10-12 répétitions

Des rangées d'arbres ou des poteaux.
Tenez-vous devant un arbre ou un poteau.
Étendez vos bras et saisissez l'arbre ou la barre à hauteur de poitrine.
Tirez votre poitrine vers l'arbre ou le poteau tout en serrant vos omoplates.
Revenez à la position de départ.
2-3 séries de 12-15 répétitions

Exercices de bandes de résistance en plein air.

Attachez une bande de résistance à un objet
solide comme un arbre.
Utilisez la bande pour effectuer des exercices
tels que des élévations latérales, des élévations
frontales ou des presses pectorales.
Vérifiez la résistance dans les phases montante
et descendante.
2-3 séries de 12-15 répétitions pour chaque
exercice

Exercices extérieurs du bas du corps pour les
personnes âgées

Fentes de marche
Tenez-vous debout, les pieds écartés à la largeur
des hanches.
Avancez et abaissez votre corps jusqu'à ce que
les deux genoux soient pliés à un angle de 90
degrés.
Poussez votre pied avant et ramenez-le à la
position de départ.
Répétez avec l'autre jambe.
2-3 séries de 10-12 fentes par jambe

**Allez vous promener dans les sentiers ou
dans les parcs.**

Trouvez un sentier de randonnée pittoresque ou un parc avec un terrain plat.

Marchez rapidement et bougez vos bras naturellement.

Essayez d'atteindre une durée adaptée à votre niveau de forme physique, par exemple 20 à 30 minutes.

étapes ascendantes

Trouvez un banc ou une marche de parc solide.

Montez sur le banc avec un pied, puis soulevez l'autre pied.

Redescendez dans le même ordre.

Répétez cette opération en alternance avec les pattes avant.

2-3 séries de 12-15 step-ups par jambe

Presse à jambes extérieure (au mur)

Tenez-vous dos à un mur plat.

Glissez le long du mur en pliant les genoux à un angle confortable.

Maintenez la position pendant 30 secondes à 1 minute.

Revenez à la position de départ.

2-3 séries, maintenez pendant 30 secondes à 1 minute

Conseils de sécurité

Portez des chaussures confortables et offrant un bon maintien.

Effectuez les exercices lentement et de manière contrôlée.

Utilisez un écran solaire et restez hydraté, surtout à l'extérieur.

Adaptez la durée et l'intensité à votre condition physique et à votre bien-être.

CHAPITRE SEPT

NUTRITION POUR SENIORS POUR AMÉLIORER L'ENTRAÎNEMENT EN FORCE

Lorsque les personnes âgées participent à un entraînement de force, une bonne nutrition joue un rôle important dans le soutien de la santé musculaire, des niveaux d'énergie et du bien-être général. Voici un guide pour aider les seniors à optimiser leur alimentation pour l'entraînement en force :

Un apport adéquat en protéines
Les protéines sont essentielles à la réparation et au maintien des muscles, surtout après un entraînement en résistance.

Sources
- Viandes maigres (poulet, dinde, poisson)
- Œufs
- Produits laitiers (lait, yaourt)
- Légumineuses (haricots, lentilles)
- Noix et graines

Recommandation : Visez 1,2 à 2,0 grammes de protéines par kilogramme de poids corporel par jour, répartis entre les repas.

Macronutriments équilibrés
Un apport équilibré en glucides, protéines et graisses fournit l'énergie nécessaire à l'entraînement en force et aux activités quotidiennes en général.

glucides
- Produits à base de céréales complètes (riz brun, quinoa)
- Fruits et légumes
- des légumineuses

Graisses
- Graisses saines d'avocat, de noix et d'huile d'olive.

Recommandation : Ayez une alimentation équilibrée avec une répartition modérée de glucides, de protéines et de graisses.

Hydratation

Une bonne hydratation est cruciale pour maintenir les niveaux d'énergie, la santé des articulations et le bien-être général.

Sources
- Eau
- Infusions de plantes
- Fruits et légumes à forte teneur en eau

Recommandation : Essayez de boire au moins 8 tasses (64 onces) d'eau par jour et ajustez en fonction des besoins individuels et du niveau d'activité.

Aliments riches en micronutriments
Les micronutriments, tels que les vitamines et les minéraux, soutiennent diverses fonctions corporelles, notamment la santé des os et la fonction immunitaire.

Sources
- Légumes à feuilles vert foncé (épinards, chou frisé)
- Fruits et légumes colorés.
- Laits laitiers ou végétaux enrichis en calcium et vitamine D

acides gras oméga-3

Les acides gras oméga-3 contribuent à la santé des articulations et peuvent avoir des effets anti-inflammatoires.

Sources

- Poissons gras (saumon, maquereau)
- Graines de lin et graines de chia.
- Noix

plan de repas

Planifier correctement les repas peut améliorer les niveaux d'énergie et favoriser la récupération après un entraînement en résistance.

Pré-entraînement : Mangez un repas équilibré contenant des glucides et des protéines 2 à 3 heures avant l'entraînement.

Post-entraînement : Mangez une collation ou un repas riche en protéines 30 à 60 minutes après l'entraînement en force.

Aliments riches en fibres

Les fibres soutiennent la digestion et aident à maintenir un poids santé.

Sources
- Produits complets
- Fruits et légumes

Recommandation : Visez entre 25 et 30 grammes de fibres par jour, selon les besoins de chacun.

Considérations supplémentaires
Certaines personnes âgées peuvent bénéficier de suppléments pour répondre à des besoins nutritionnels spécifiques.

Vitamine D : Surtout pour ceux qui ont une exposition solaire limitée.
Calcium : Important pour la santé des os.
B12 et fer : Convient aux personnes présentant des carences.

Suivi et ajustement
Évaluez périodiquement la façon dont votre corps réagit au régime et ajustez-le en conséquence.

moniteur
- Niveaux d'énergie
- Douleurs musculaires et récupération.

- Bien-être général

Ajustement : Effectuez des ajustements
progressifs en fonction des commentaires de
votre corps et consultez un diététiste ou un
nutritionniste si nécessaire.

Une alimentation équilibrée et riche en
nutriments et une hydratation adéquate
améliorent l'efficacité de l'entraînement en
résistance chez les personnes âgées.
Une alimentation adaptée aux besoins
individuels et la prise en compte des signaux
corporels contribuent à une approche holistique
de la santé et de la forme physique.

L'IMPORTANCE DE LA COHÉRENCE DANS L'ENTRAÎNEMENT DE FORCE

L'entraînement en force, également connu sous le nom d'entraînement en résistance, offre de nombreux avantages aux personnes de tous âges. Cependant, la clé pour bénéficier de ces avantages est la cohérence.

Adaptation et développement musculaire.
L'entraînement en force met vos muscles au défi de s'adapter et de se renforcer au fil du temps. Des séances régulières stimulent constamment la croissance musculaire.
La progression progressive de l'intensité permet aux muscles de s'adapter sans provoquer de tensions excessives.

Stabilité et flexibilité des articulations.
L'entraînement en force améliore la stabilité, la flexibilité et l'amplitude des mouvements des articulations.
- Des exercices de force réguliers améliorent la fonction articulaire.
- Un entraînement constant réduit le risque de raideur et de problèmes articulaires.

Santé des os

Explication : Les activités de mise en charge, telles que celles courantes en musculation, contribuent à la densité osseuse.

- Une charge osseuse régulière stimule la croissance osseuse et réduit le risque d'ostéoporose.
- La cohérence est cruciale pour maintenir la santé des os, en particulier chez les personnes âgées.

Avantages du métabolisme

Les muscles sont métaboliquement actifs et l'entraînement en force peut stimuler le métabolisme.

- Un entraînement en force constant aide à maintenir une composition corporelle saine en augmentant la masse musculaire.
- Un rapport muscle/graisse plus élevé contribue à améliorer la fonction métabolique.

Fonctionnalité quotidienne améliorée

L'entraînement en force améliore la condition fonctionnelle globale et facilite les activités quotidiennes.

- Des exercices de force réguliers imitent les mouvements du monde réel, améliorant ainsi la

capacité d'effectuer facilement les tâches quotidiennes.
- La cohérence garantit des bénéfices durables pour la vie quotidienne.

Prévention des blessures
Des muscles et des articulations forts réduisent le risque de blessure, en particulier chez les personnes âgées.
- Un entraînement régulier en force renforce les muscles entourant les articulations et assure ainsi un meilleur maintien et une meilleure stabilité.
- La cohérence aide à prévenir les blessures dues au surmenage en maintenant un développement musculaire équilibré.

Avantages pour la santé mentale
L'exercice, y compris l'entraînement en force, a des effets positifs sur le bien-être psychologique.
- L'exercice régulier libère des endorphines, réduisant ainsi le stress et l'anxiété.
- La cohérence est cruciale pour établir une routine qui contribue à la santé mentale.

Contrôle du poids à long terme

Le tissu musculaire brûle plus de calories au repos que le tissu adipeux, ce qui aide à contrôler le poids.

- Un entraînement musculaire régulier aide à maintenir un poids santé.

- La consistance assure un effet continu sur le métabolisme et la composition corporelle.

Gestion des maladies chroniques

L'entraînement en force peut être utile dans le traitement de certaines maladies chroniques comme le diabète et l'arthrite.

- L'exercice régulier peut aider à contrôler les symptômes et à améliorer la santé globale des personnes atteintes de maladies chroniques.

- La cohérence est essentielle pour obtenir des bénéfices durables et améliorer la qualité de vie.

Construire un mode de vie sain

Un entraînement musculaire constant est la base d'un mode de vie sain et holistique.

- Contribue à un mode de vie actif qui favorise la santé et le bien-être en général.

- Un entraînement de force constant pose les bases d'un engagement à vie en faveur du fitness.

L'importance de la cohérence dans
l'entraînement en force ne peut être
sous-estimée.

Une participation régulière et constante jette les
bases de bienfaits à long terme pour la santé et
soutient la santé physique, mentale et
émotionnelle.

Que vous soyez débutant ou passionné de
fitness, la clé pour bénéficier de l'entraînement
en force est de l'intégrer à votre routine
quotidienne.

ERREURS COURANTES POUVANT PROVOQUER DES BLESSURES

Il est essentiel d'éviter les erreurs courantes en matière d'entraînement en force pour prévenir les blessures et garantir un entraînement efficace. Erreurs courantes pouvant causer des blessures :

mauvaises manières

Erreur : sacrifier la forme appropriée pour des poids plus lourds.

Risque : augmente le risque de foulures, d'entorses et de blessures aux articulations.

Prévention : donnez la priorité à une forme appropriée plutôt qu'à soulever des poids plus lourds. Pensez à travailler avec un professionnel du fitness pour garantir une technique appropriée.

Surentraînement

Erreur : Ne pas accorder suffisamment de temps de repos et de récupération entre les entraînements.

Risque : augmente le risque de fatigue, de blessures dues au surmenage et d'épuisement professionnel.

Prévention : Prévoyez des jours de repos, écoutez votre corps et variez l'intensité de vos entraînements pour éviter le surentraînement.

ignorer le réchauffement
Erreur : sauter les exercices d'échauffement avant de commencer l'entraînement.
Risque : Augmente le risque de foulures musculaires, de foulures et de blessures articulaires.
Prévention : intégrez toujours un échauffement dynamique pour augmenter le flux sanguin et la flexibilité et préparer vos muscles à l'entraînement.

Manque de progrès
Erreur : Ne pas augmenter progressivement l'intensité de l'entraînement ou ne pas utiliser indéfiniment le même poids.
Risque : Stoppe la construction musculaire, freine la progression et augmente le risque de stagnation.
Prévention : augmentez progressivement le poids, les répétitions ou l'intensité pour solliciter vos muscles et favoriser leur croissance.

La mobilité et la flexibilité sont négligées

Erreur : ignorer les exercices d'étirements et d'assouplissement.

Risque : mobilité articulaire réduite, tension musculaire accrue et risque accru de blessure.

Prévention : intégrez régulièrement des exercices d'étirement et de flexibilité à votre routine pour améliorer la mobilité articulaire.

Technique de respiration incorrecte.

Erreur : retenir sa respiration pendant l'exercice.

Risque : augmente la tension artérielle, réduit l'apport d'oxygène aux muscles et peut provoquer des étourdissements ou des évanouissements.

Prévention : Concentrez-vous sur une respiration contrôlée, en expirant pendant la phase d'effort et en inspirant pendant la phase de relaxation.

Utiliser un équipement incorrect

Pannes : Mauvaise utilisation de l'équipement ou utilisation d'équipement usé.

Risque : Augmente le risque d'accidents, de chutes ou de panne d'équipement.

Prévention : Assurez-vous que le matériel est en bon état et utilisé comme prévu. Apprenez-en davantage sur l'utilisation appropriée et les consignes de sécurité.

Ignorer les signaux de douleur

Erreur : ignorer une douleur ou un inconfort persistant.

Risque : aggrave les blessures existantes et peut entraîner des maladies plus graves.

Prévention : Faites attention à votre corps. Si vous ressentez une douleur dépassant la fatigue musculaire normale, contactez un médecin.

Manque de nutrition adéquate

Erreur : Négliger la nutrition pour la récupération musculaire.

Risque : Récupération plus lente, croissance musculaire réduite et susceptibilité accrue à la fatigue.

Prévention : adoptez une alimentation équilibrée contenant suffisamment de protéines, de glucides et de liquides pour répondre aux besoins de votre corps.

levage de l'ego

Erreur : soulever des poids trop lourds, ce qui affecte la forme.

Risque : augmente le risque de blessure et réduit
l'efficacité de l'entraînement.
Prévention : Choisissez des poids qui vous
mettent au défi sans sacrifier la forme.
Concentrez-vous sur la qualité plutôt que sur la
quantité.

Donner la priorité à la sécurité, à une technique
appropriée et à une approche globale de
l'entraînement en force peut réduire
considérablement le risque de blessure.
Écoutez toujours votre corps, progressez petit à
petit et demandez conseil à un professionnel si
nécessaire.

CRÉER DES HABITUDES D'EXERCICE

Développer des habitudes d'exercice est un processus graduel qui nécessite de la cohérence, de la planification et une attitude positive. Voici un guide étape par étape pour vous aider à établir et à maintenir des habitudes d'exercice :

Fixez-vous des objectifs clairs et réalistes
Définissez clairement ce que vous souhaitez réaliser avec votre entraînement, qu'il s'agisse de perte de poids, de développement musculaire, d'amélioration de votre condition physique ou de bien-être général.
Fixez-vous des objectifs réalisables qui correspondent à votre niveau de forme physique et à votre style de vie actuels.

Choisissez des activités que vous aimez
Trouvez des entraînements amusants –
Choisissez des exercices ou des activités que vous aimez vraiment. Cela augmente la probabilité que vous vous en teniez à votre routine.
Incorporez une variété d'exercices pour maintenir l'intérêt et éviter l'ennui.

Planifiez des horaires de formation réguliers

Créez un programme de formation cohérent.
Que ce soit le matin, l'après-midi ou midi,
choisissez une heure qui correspond à votre
routine.
Utilisez des calendriers numériques ou
physiques pour planifier et mémoriser vos
entraînements.

Commencez petit et augmentez progressivement

Commencez par des entraînements gérables,
surtout si vous débutez dans ce sport. Cela
augmente la confiance en soi et prévient
l'épuisement professionnel.
Au fur et à mesure que votre forme physique
s'améliore, augmentez progressivement
l'intensité et la durée de vos entraînements.

Fixer des jalons à court terme

Divisez vos objectifs à long terme en étapes
plus petites. Célébrez les réussites tout au long
du processus pour rester motivé.
Tenez un journal d'exercices ou utilisez des
applications de fitness pour suivre vos progrès.

faites-en une routine

Fixez des jours spécifiques pour vous entraîner et faites-en une routine.

Développez des rituels pré-entraînement qui signalent à votre corps et à votre esprit qu'il est temps de faire de l'exercice.

Trouver un partenaire de formation

S'associer avec quelqu'un crée une responsabilité et rend la formation plus agréable.

Un partenaire d'entraînement peut vous motiver dans les moments difficiles.

Mélangez votre routine

Changez régulièrement votre routine d'exercice pour éviter l'ennui et mettre votre corps au défi.

Expérimentez différentes formes d'exercice pour garder les choses intéressantes.

Rendez-le confortable

Choisissez une salle de sport ou une aire d'exercice facile d'accès.

Préparez les vêtements de sport la veille pour éviter les excuses.

Donner la priorité à la récupération

Intégrez des jours de repos à votre routine pour
permettre à votre corps de récupérer.
Assurer une hydratation et une nutrition
adéquates pour faciliter la récupération.

Restez positif et soyez patient.
Concentrez-vous sur les changements positifs
que vous vivez.
Considérez les défis comme des opportunités de
croissance plutôt que comme des revers.

Adaptez-vous aux changements de la vie.
Soyez adaptable aux changements de la vie. Si
votre emploi du temps change, trouvez des
horaires de formation alternatifs.
Ajustez votre routine d'exercice à mesure que
votre niveau de forme physique ou vos objectifs
changent.

Restez motivé avec des récompenses
Bénéficiez de récompenses pour avoir atteint
des jalons de remise en forme spécifiques.
Construisez une association positive avec
l'exercice en vous récompensant pour votre
cohérence.

Profitez du processus

Lorsque vous faites de l'exercice,
concentrez-vous sur le présent. Profitez des
sensations physiques et du sentiment
d'accomplissement.
Cultivez la gratitude pour la capacité de votre
corps à bouger et à s'améliorer.

Développer une habitude d'exercice nécessite
du dévouement, de la patience et une attitude
positive.
N'oubliez pas que l'établissement d'habitudes
prend du temps et que le progrès est un
processus continu.
Célébrez vos réussites tout au long de votre
parcours, restez motivé et profitez des effets
positifs sur votre santé globale.

SE DÉTENDRE

Le repos est un élément crucial de toute routine d'exercice et joue un rôle crucial dans la récupération du corps et dans le bien-être général. Voici pourquoi le repos est important et comment vous pouvez l'intégrer à votre programme de remise en forme :

Régénération musculaire

Réparation des microdéchirures : Pendant l'exercice, les fibres musculaires subissent des dommages microscopiques. Le repos permet à ces fibres de se réparer et de se renforcer.
Évitez le surentraînement : Un repos insuffisant peut entraîner un surentraînement et donc de la fatigue, une diminution des performances et un risque accru de blessure.

Prévention des blessures dues au surmenage

Guérison des tissus : un repos adéquat prévient les blessures dues au surmenage en permettant aux tendons, aux ligaments et au tissu conjonctif de guérir.
Inflammation réduite : Le repos réduit l'inflammation, minimisant ainsi le risque de blessures chroniques telles que les tendinites.

Restauration énergétique

Les entraînements intenses épuisent les réserves
d'énergie. Les jours de repos reconstituent les
réserves de glycogène et améliorent les niveaux
d'énergie.

Un repos régulier prévient l'épuisement
professionnel et maintient l'enthousiasme pour
votre programme d'exercices.

Performances améliorées

Le repos contribue à améliorer les performances
en prévenant la perte de force et d'endurance
liée à la fatigue.

Le système nerveux a également besoin de
repos pour s'adapter et améliorer la
coordination, l'équilibre et la dextérité.

équilibre hormonal

Un repos adéquat aide à réguler les niveaux de
cortisol, évitant ainsi les effets négatifs du stress
chronique sur le corps.

Un bon repos favorise la libération d'hormones
de croissance, qui favorisent la croissance et la
réparation musculaire.

Bien-être mental

Le repos a un effet positif sur la santé mentale en réduisant le stress et en favorisant la relaxation.

Un repos régulier soutient la fonction cognitive et améliore la concentration et la prise de décision.

Soutien du système immunitaire

Le surentraînement peut affaiblir le système immunitaire. Le repos aide à maintenir la fonction immunitaire et réduit le risque de maladie.

L'exercice chronique sans repos adéquat peut augmenter la susceptibilité aux infections.

Jours de repos programmés

- Prévoyez certains jours de repos dans votre routine hebdomadaire.
- Profitez des jours de repos pour des activités légères comme la marche ou les étirements.

Écoute ton corps

- Recherchez des signes de fatigue, de douleur ou de diminution des performances.
- Ajustez l'intensité ou le programme de votre entraînement en fonction de la sensation de votre corps.

loisirs actifs

- Intégrez des journées de récupération active à des activités légères comme la natation, le vélo ou le yoga.
- Ces activités favorisent la circulation sanguine et aident à la récupération musculaire.

un sommeil de qualité

- Donnez la priorité au sommeil avec 7 à 9 heures de sommeil réparateur par nuit.
- Établissez une routine de sommeil cohérente pour un meilleur repos.

Hydratation et nutrition

- Restez hydraté et adoptez une alimentation équilibrée pour favoriser la récupération.
- Incorporer une nutrition post-entraînement pour reconstituer les réserves d'énergie.

Rouleau de mousse et étirement.

- Intégrez des exercices d'étirement et de roulement de mousse à votre routine pour soulager les tensions musculaires.
- Concentrez-vous sur les exercices de flexibilité pour améliorer l'amplitude des mouvements.

PLAN DE FORMATION EFFICACE DE 30 JOURS

Créer un plan d'entraînement de 30 jours nécessite un équilibre entre le cardio, la musculation, la flexibilité et les jours de repos. Il est important d'adapter votre plan à votre niveau de forme physique, vos objectifs et vos préférences.

Ci-dessous un exemple de plan de formation de 30 jours avec variété et progression :

Semaines 1-2 : Construction des fondations

Jour 1 : Cardiovasculaire et force

- Échauffement : 5 minutes de cardio léger (jogging ou jumping jacks)
- Cardio : 20 minutes de marche rapide ou de footing
- Musculation : exercices au poids du corps (pompes, squats, fentes) – 3 séries de 12 à 15 répétitions chacune
- Récupération : 5 minutes d'étirements

Jour 2 : récupération active

- Activité légère comme la marche, la natation ou le yoga pendant 30 minutes.

Jour 3 : Cardio et Core
- Échauffement : 5 minutes d'exercices cardiovasculaires légers
- Cardio : 25 minutes sur un vélo ou un vélo elliptique
- Exercices de base : planches, redressements assis, levées de jambes : 3 séries de 12 à 15 répétitions chacune
- Récupération : 5 minutes d'étirements

Jour 4 : Repos ou activité légère.

Jour 5 : Force et flexibilité
- Échauffement : 5 minutes d'exercices cardiovasculaires légers
- Musculation : exercices avec haltères ou bandes de résistance (curles biceps, dips triceps, presse épaule) - 3 séries de 12 à 15 répétitions chacune
- Flexibilité : Yoga ou étirements statiques – 15 minutes
- Récupération : 5 minutes d'étirements

Jour 6 : Cardio et récupération active

- 30 minutes de cardio d'intensité modérée
(course à pied, vélo ou natation)

Jour 7 : Repos

Semaines 3-4 : Intensification et variation

Jours 8 à 14 : suivez une structure similaire à
celle des semaines 1 à 2, mais augmentez
progressivement l'intensité, le poids ou la durée.
Introduisez de nouveaux exercices pour que la
routine reste stimulante.**

Jour 15-21 : Entraînement en circuit
- Échauffement : 5 minutes d'exercices
cardiovasculaires légers
- Circuit 1 (répéter trois fois) :
- Ciseaux sauteurs : 1 minute
- Squats au poids du corps : 1 minute
- Pompes : 1 minute
- Planche : 1 minute
- Circuit 2 (répéter trois fois) :
- Genoux hauts : 1 minute
- Fentes : 1 minute
- Rangée d'haltères : 1 minute
- Crunchs de vélo : 1 minute
- Récupération : 5 à 10 minutes d'étirements

Jour 22-28 : Force progressive et HIIT

-Incorporer un entraînement par intervalles à haute intensité (HIIT) pour le cardio certains jours.

- Continuer à progresser avec l'entraînement en force, en augmentant le poids ou en augmentant la difficulté.

Jour 29 : Récupération active

- Activité légère comme la marche, le vélo ou la natation pendant 30 à 45 minutes.

Jour 30 : défi final

- Créez un entraînement combinant plusieurs exercices du mois dernier.

- Incorporez une combinaison d'exercices cardiovasculaires, de force et de flexibilité.

Écoutez votre corps : Ajustez l'intensité ou les jours de repos en fonction de ce que ressent votre corps.

Hydratation et nutrition : restez suffisamment hydraté et adoptez une alimentation équilibrée pour soutenir votre entraînement.

Sommeil : Pour un repos optimal, visez 7 à 9 heures de sommeil de qualité chaque nuit.

DIPLÔME

Sur le chemin de la vie, chaque chapitre est une opportunité de grandir, et les pages de notre santé ne font pas exception. Alors que nous concluons le chapitre « Exercices simples de musculation pour les personnes de plus de 60 ans », célébrons la nouvelle force, la résilience et un engagement envers une vitalité qui transcende l'âge.

N'oubliez pas que l'âge n'est rien d'autre qu'un chiffre et que le potentiel de force et de bien-être du corps est illimité. Chaque exercice, chaque étirement et chaque moment que vous investissez dans votre santé est une étape vers une vie plus dynamique et plus épanouissante. Le voyage qu'il a entrepris témoigne de l'esprit incassable qui réside en lui.

Dans votre recherche de force, vous avez découvert non seulement la puissance de vos muscles, mais aussi la résilience de votre esprit. Il a démystifié les mythes suggérant des limites et a plutôt façonné un récit de compétence, de détermination et de triomphe.

À mesure que vous avancez, que les échos de vos efforts résonnent avec la joie du mouvement, la force de chaque pas et les rires que vous partagez avec de nouveaux amis dans ce voyage de bien-être. Son engagement à prendre soin de soi est une source d'inspiration pour ceux qui l'entourent et son histoire est un phare qui permet aux autres de commencer leur propre récit transformateur.

À chaque itération, vous avez réécrit le scénario du vieillissement et l'avez remplacé par une histoire de force et de vitalité. Les poids que vous avez soulevés ne sont pas seulement physiques ; Ils symbolisent le fardeau du doute et de l'incertitude que vous avez surmonté avec grâce.

Ce livre ne se limite pas à des exercices ; Il s'agit de s'autonomiser, de reprendre le contrôle de son bien-être et d'ouvrir la porte à un avenir où chaque jour apporte un nouveau sentiment de force et de but.

À la fin de ce chapitre, vous pourrez utiliser la sagesse que vous avez acquise, les amitiés que vous avez nouées et la résilience que vous avez

cultivée pour la prochaine phase de votre
voyage. L'histoire de votre force est une saga
continue et les prochains chapitres sont remplis
de promesses de croissance, de joie et de
bien-être continus.

Bravo pour votre force, votre santé et les
chapitres dynamiques qui restent à écrire.
Embrassez le voyage, savourez les victoires et
profitez de la vitalité qui est la vôtre. Ce n'est
pas seulement une conclusion ; C'est le prélude
à une vie remplie de force, de grâce et du
pouvoir durable d'une existence bien vécue,
saine et vibrante.